护 士 必 读

吴瑾如　蒋国琦　主编

科学普及出版社

·北京·

图书在版编目（CIP）数据

护士必读/吴瑾如，蒋国琦主编 .—北京：科学普及
出版社，1992.04（2019.01 重印）

ISBN 978-7-110-02486-7

Ⅰ．护… Ⅱ.①吴…②蒋… Ⅲ．护理学—基本知
识 Ⅳ.R47

中国版本图书馆 CIP 数据核字（2006）第 020424 号

内 容 提 要

本书是系统地讲述基础医学理论、基础护理知识与基本护理操作的专业书籍。其内容丰富广泛，深入浅出，言简意明，条理清晰，利于记忆，便于应用，实用性强，是各级护理人员学习知识提高业务技术的必读书籍。

本书除可帮助护理人员学习提高护理知识与技术外，也可作为青年护士应知应会和"医院等级评审"考核和广大护士职称晋升考核的重要参考书。

护 士 必 读

吴瑾如 蒋国琦 主编
责任编辑：杜筱进 冯 军

*

科学普及出版社出版（北京海淀区中关村南大街 16 号）

中国科学技术出版社发行部发行

北京玥实印刷有限公司印刷

*

开本：787 毫米×1092 毫米 1/32 印张：9.625 字数：222 千字
1992 年 4 月第 1 版 2019 年 1 月第 27 次印刷
印数：216001-246000 册 定价：10.00 元
ISBN 978-7-110-02486-7/R·281

前　言

　　《护士必读》是系统地讲述基础医学理论、基础护理知识与基本护理操作的专业书籍。本书内容丰富广泛，深入浅出，言简意明，条理清晰，利于记忆，便于应用，具有科学性、系统性、实用性，是各级护理人员学习知识提高技术的必读书籍。

　　本书是在我局1983年编写的《青年护理知识竞赛问题解答》500题的基础上，经过护理质控组部分专家和专科护士长修改补充，新增了专业护理知识，使之更完善，更充实的护士必读书籍。

　　本书除可帮助护理人员学习提高护理知识与技术外，也可作为青年护士应知应会和"医院等级评审"考核和广大护士职称晋升考核的参考书。

　　由于汇编此书的时间较短，在选题、编校、排印过程中不免会有某些错误和缺陷，希望广大读者给以指正和批评。藉此，特向为编写此书付出辛劳的各位专家及有关工作人员，致以诚挚的谢意。

北京市卫生局医政处

1991年11月

目　录

第一部分　基础护理

· 4 ·

六、危重病人抢救

七、护理医学基础知识

第二部分　专科护理

一、内科护理

六、精神病护理

九、耳鼻咽喉科护理

十、眼科护理

十二、皮肤科护理

第一部分　基础护理

一、临床护理

1. 病室的温度多高为宜？室温过高或过低对病人有何影响？

答：病室温度一般以 18～20℃为宜。室温过高可影响机体散热而使病人感觉不适；室温过低又可使病人在诊疗或护理时受凉。

2. 病室的相对湿度多大为宜？湿度过高或过低对病人有何影响？

答：病室的相对湿度应以 50%～60%为宜。湿度过低时，空气干燥，人体水分蒸发加快，散发大量的热，并能引起呼吸道黏膜干燥、口渴、咽喉痛等；湿度过高时，空气潮湿，体内水分蒸发慢，则病人感到闷热难受。

3. 什么叫相对湿度？

答：在一定温度下空气中所含水蒸气的量与其达到饱和量的百分比。如实际含量为饱和量的一半，则相对湿度就是 50%。

4. 病室内为什么应经常通风？

答：（1）通风换气，可借以变换室内的温度和湿度，从而刺激皮肤的血液循环，促进汗液的蒸发及热的散失，使病人有舒适感。

（2）通风可改善室内污浊的空气，降低空气中微生物的密度，减少呼吸道疾病的传播。

（3）通风可放走污浊的空气，换进清新的空气，避免因污浊空气给病人带来烦躁、倦怠、头晕、食欲不振等不良反应，妨碍病人养病。

5.为什么要保持病室内的安静？

答：病室内必须保持安静，避免噪音。噪音即杂乱无章、闻而生厌的声音。噪音强度在 50～60 分贝时，能使人觉得有吵闹之感，在 90 分贝以上长时间作用下，能引起头痛、头晕、耳鸣、失眠等。为了保证病人有安静的良好的休养环境，病室内应尽量做到减少噪音，保持安静。

6.病人常用的卧位有几种？举例说明。

答：（1）仰卧位：用于全身麻醉、休克的病人，头偏向一侧。

（2）仰卧屈膝位：用于腹部检查。

（3）侧卧位：用于肛门检查、灌肠等。

（4）俯卧位：用于腰背部检查及某些术后，如脊柱手术后，背腰、臀部有伤口不能平卧或侧卧的病人。

（5）半坐卧位：用于胸、腹部手术病人。

（6）坐位：用于心包积液、支气管哮喘发作等病人。

（7）头低脚高位：用于顺位引流和产妇分娩时胎膜早破。

（8）头高脚低位：用于抬高头部以减轻颅内压或作头部牵引。

（9）膝胸位：用于对结肠、直肠、肛门检查和治疗，产科胎位不正、子宫后倾等。

（10）截石位：用于妇科及膀胱镜检查等。

7. 正确卧位在临床上的重要性是什么?

答:正确的卧位,不但使病人感到舒适,减少疲劳,而且能减轻某些病人的症状,又有利于对疾病的检查、治疗及手术。

8. 半卧位的临床意义是什么?

答:(1) 使膈肌下降,减轻对心肺的压迫。因胸腔扩大,肺活量增加,有利于呼吸,使呼吸困难得到改善。

(2) 有利于腹腔引流,使感染局限于盆腔。

(3) 减轻腹部伤口的张力,减轻疼痛,有利于伤口愈合。

(4) 能减少头部手术后的出血。

9. 急性肺水肿病人应取什么卧位?为什么?

答:应取半卧位,双下肢下垂,可减少回心血量,以减轻心脏负担。

10. 胸腔穿刺时应如何摆好病人的正确位置?

答:(1) 床上坐式:在床上放小桌,桌上放枕头,病人坐在桌前,头伏在枕上,两臂交叉放于头下。

(2) 半坐卧式:用靠背架或枕头支撑病人背部,并将患者的手抱头。

(3) 椅上坐式:能起床的病人,可以下地,面向椅背,骑跨在椅上,椅背放一薄枕,病人两臂交叉,伏椅背上。

11. 脊髓穿刺后病人应采取什么卧位?

答:应采取平卧去枕 6 小时,这样可防止减低脑压,引起头痛或脑疝形成。

12. 哪些病人需做特殊口腔护理?

答:高热、昏迷、危重、禁食、鼻饲、口腔疾患、生活不能自理者。

13. 高热病人为什么需做口腔护理?

答: 正常人唾液中含有溶菌酶,具有杀菌作用。高热时唾液分泌减少,舌、口腔黏膜干燥,同时口腔内的食物残渣发酵等,均有利于细菌繁殖而引起舌炎、齿龈炎等。因此必须做好口腔护理,以防止合并症的发生。

14. 做口腔护理时测定 pH 值的意义?

答: 口腔 pH 值的变化与口腔感染的病原有一定关系。做口护前如能测得 pH 值,对口护时药物的选用有指导意义,可大大提高护理效果。经临床观察证明,pH 值高(偏碱)时易发生细菌感染,可选用 2% ~ 3% 硼酸溶液(属酸性防腐剂)擦洗,改变细菌的酸碱度起抑菌作用;pH 值低(偏酸)时易发生霉菌感染,可选用 2% 碳酸氢钠(属碱性药物)擦洗,对适应在酸性环境下生长的细菌有抑菌作用,也可选用 1% ~ 3% 过氧化氢,因其遇有机物能放出氧分子而起防腐防臭作用;pH 值中性时可用 0.02% 呋喃西林起广谱抗菌作用;0.1% 醋酸对绿脓菌感染有效。

15. 褥疮发生的原因是什么?

答:(1)长期卧床病人,局部组织受压过久,导致血液循环障碍,发生全身营养不良而容易合并褥疮。

(2)尿失禁或不能活动的病人,皮肤经常受潮湿,加上摩擦等物理性刺激,使皮肤抵抗力降低而发生褥疮。

(3)年老、体弱、营养缺乏者或长期发热、肿瘤恶液质等慢性消耗的病人容易合并褥疮。

16. 褥疮的好发部位有哪些?

答: 好发于身体受压和缺乏脂肪组织保护、无肌肉包裹或肌层较薄的骨隆突处,如骶尾部、髋部、肩胛部、肘部、内踝、外踝、足跟、耳廓、枕部等处。

二、饮　食

17. 何谓饮食疗法？它在治疗上有哪些作用？

答：通过合理的饮食调配，对疾病起主导或辅助作用者谓之饮食疗法，是综合疗法中的一个组成部分。根据病人的需要和消化能力以及疾病的特点，配制适合于病人的饮食，使其得到合理的营养，增强机体抵抗力，减轻患病器官的负担，防止合并症的发生，有利于病体的康复。

18. 正常人每日每千克体重需蛋白质、糖、脂肪各多少量？各产生多少热卡？

答：蛋白质：是构成人体的主要原料。成人每日每千克体重需要 1.5 克，每 1 克蛋白质产热 4.1 千卡。

糖：为供给体内热能的主要来源。成人每日每千克体重需要 10 ~ 12 克，每 1 克糖产热 4.1 千卡。

脂肪：也为热量的主要来源，可保持体温，保护脏器，为构成组织细胞的重要成分。成人每日每千克体重需要 1 克，每 1 克脂肪产热 9 千卡。

19. 常用的治疗饮食每日分别需要供应蛋白质、脂肪、盐各多少？高热饮食每日需供应热量多少？

答：高蛋白饮食：每日供给蛋白质 120 克，在原有膳食的基础上，增加含蛋白质丰富的食物，每日供给热量2500 ~ 3000 千卡。

低蛋白饮食：每日供给蛋白质不超过 30 克。

低脂肪饮食：每日供给脂肪 25 ~ 30 克。

无盐饮食：每日食物中含钠量不超过 2 克。

低盐饮食：每日限用钠量不超过 3 ~ 5 克。

高热量饮食：每日供给热量 2700～3400 千卡，可在正常餐外增加三餐甜食。

20．哪些病人应注意蛋白质的供给？

答：发热、结核、贫血、肝炎、溃疡病、大手术、灼伤、脑外伤失血过多或其他慢性消耗性疾病的病人，都需用高蛋白饮食。

21．哪些病人饮食中的脂肪量应增高？哪些病人应减少？

答：营养不良和体重过轻的病人应增加脂肪的摄入量。肝胆疾患、腹泻、胰腺炎、高血压、冠心病及体重偏高的老年人，应减少脂肪的摄入量。

22．高热病人为什么要补充营养和水分？

答：高热时由于迷走神经兴奋性减低，使胃肠蠕动减弱，消化液生成和分泌减少而影响消化吸收。另一方面分解代谢增加，蛋白质、碳水化合物、脂肪和维生素等物质大量消耗，导致机体消瘦、衰弱和营养不良。高热可致水分大量丧失。因此高热病人必须补充高营养易消化的食物，多饮水有利于毒素排泄。

23．低蛋白饮食适用于哪些病人？每日蛋白量为多少？

答：低蛋白饮食适用于尿毒症、肝昏迷病人。每日蛋白摄入量一般不超过 30 克。

24．肝昏迷病人限制蛋白质摄入的目的是什么？

答：肝昏迷的主要原因是血氨增高。氨主要来自食物中的蛋白质，被肠道细菌所分泌的氨基酸氧化酶分解而产生（蛋白质代谢产物）。肝功能严重损害时，肝脏不能通过鸟氨酸循环将氨转变成尿素，然后经肾脏排出体外。故肝昏迷病人限制蛋白质摄入，目的为减少氨的产生和吸收，有利肝细胞再生与恢复。

25. 肾功能衰竭少尿期为什么要给低蛋白饮食?

答:肾功能衰竭少尿期肾小球滤过率低,肾脏不能把蛋白质的代谢产物排出,使血中非蛋白氮含量增高,氮质血症加重。故只能给低蛋白饮食。

26. 糖尿病饮食的原则是什么?

答:主要原则是适当限制每日总热量和碳水化合物的进食量,以减轻胰岛负担。

(1) 少食含碳水化合物高的食物,如土豆、藕、芋头等。多食含碳水化合物低的食物,如青菜、黄瓜、冬瓜等。

(2) 按活动量及体重计算每日的总热量,糖含量应占总热量的 50% ~ 60%,蛋白质、脂肪各占 20% ~ 25%。

27. 急性胰腺炎病人的禁食目的?

答:为避免进食时酸性食糜进入十二指肠,促使胰腺分泌旺盛,胰管内压增高,加重胰腺病变,所以急性胰腺炎病人早期应禁食。

28. 临床上采用的试验饮食有哪几种?

答:(1) 潜血试验饮食。(2) 胆囊造影饮食。(3) 干膳食。(4) 内生肌酐清除率试验饮食。

29. 潜血饮食的目的及注意事项有哪些?

答:目的是为了检查大便潜血、协助诊断消化道有无出血性疾患。

注意事项:须在试验前三天内禁服铁剂及禁食肉类、肝类、血类食物及大量绿色蔬菜,以免影响对结果的判断。

30. 干膳食检查的目的是什么?在食物选择上应注意什么?

答:目的为检查尿沉淀物及尿浓缩功能。应选择含水分低的食物。要注意禁用汤类、粥类、各种饮料及含水分多的水果蔬菜等。

31. 为什么高脂肪饮食能协助检查胆囊的收缩功能？

答：胆囊造影时需给病人高脂肪饮食，因脂肪类食物进入十二指肠后刺激肠黏膜产生胆囊收缩素，引起胆囊的收缩与排空，以协助检查。

32. 何谓要素饮食？

答：要素饮食为可以不经消化而直接吸收的高营养饮食，或称元素饮食，即使在没有消化液的情况下，也可以由小肠完全吸收。其特点是：营养价值高，营养成分全面而平衡，成分明确，无渣滓，不含纤维素。有压缩性，排粪少，携带方便，易保存。

三、隔离、消毒、灭菌、无菌技术

33. 病原微生物分几大类？

答：病原微生物分八大类：（1）细菌；（2）病毒；（3）立克次氏体；（4）螺旋体；（5）支原体；（6）衣原体；（7）真菌；（8）放线菌。

34. 什么叫芽胞？

答：某些杆菌在一定的环境条件下，由于胞浆和核质的集中，逐渐脱水浓缩。在菌体内形成一个折光性强的圆形或椭圆形的小体，称为芽胞。

35. 什么叫病毒？

答：病毒颗粒很小，以毫微米为测量单位，结构简单，寄生性严格，以复制的方式进行繁殖的一类非细胞型微生物。

36. 病毒分哪几类？举例说明。

答：（1）呼吸道病毒：如腺病毒、麻疹病毒等。

（2）肠道病毒：如脊髓灰质炎病毒、胃肠炎病毒等。

（3）肝炎病毒：如甲、乙、丙、丁、戊型肝炎病毒。

（4）痘类病毒：如天花病毒、牛痘苗病毒。

（5）疱疹病毒：如单纯疱疹病毒、水痘和带状疱疹病毒等。

（6）虫媒病毒：如流行性乙型脑炎病毒、登革热病毒等。

（7）狂犬病病毒。

（8）艾滋病病毒。

37. 什么叫隔离？有哪些种类？

答：将传染病病人或带菌者，在传染期间送到指定的传染病院或隔离单位进行治疗，以便和健康人隔开，暂时避免接触。对具有传染性的分泌物、排泄物、用品等集中消毒处理，防止病原体向外扩散称为隔离。

隔离有严密隔离、呼吸道隔离、消化道隔离、接触隔离、昆虫隔离和保护性隔离等六类。

38. 病人在什么情况下需进行保护性隔离？

答：对抵抗力特别低下或易感染的病人，如长期大量使用免疫抑制剂者，严重烧伤、早产婴、血液病、脏器移植等病人，需进行保护性隔离。

39. 传染病房的终末消毒原则？

答：在病区内，传染病病人痊愈、转科（院）、死亡或解除隔离后，其所住的房间、用物等需进行一次彻底消毒，消灭遗留在房间或所有物体上的病原体，杜绝再传染，称为终末消毒。

消毒原则是：

（1）室内进行彻底的封闭熏蒸消毒。

（2）病人的随身用物如衣服、食具、玩具、书报等均需消毒处理后方可携出。

（3）熏蒸消毒后，室内家具、墙壁、地面再次分别用有效消毒液擦洗，进行彻底大扫除，并开窗通风1小时。

40．简述过氧乙酸室内熏蒸消毒的方法？

答：（1）充分暴露拟消毒物品的表面，如打开柜门和抽屉，摊开被褥，衣服挂起，以利于药物蒸气与污染面接触。

（2）取出怕腐蚀的物品，如贵重金属仪器等。

（3）关好窗户，将室内较大的孔隙如门缝等用纸封严，防止漏气。

（4）用搪瓷或玻璃容器盛放定量的过氧乙酸，将容器置于火源（电炉、酒精灯）上。

（5）室内相对湿度过低时，可在蒸发的同时放一定量的水，$30ml/m^3$ 即可。

（6）即出室外，关严房门。

（7）如在室外不能控制热源者，应在药物蒸发到将完毕时，戴防护面罩进入室内熄灭火源。

（8）到达规定作用时间后，开窗通风换气半小时。

41．过氧乙酸室内熏蒸消毒时的处理剂量是多少？

答：室温控制在20℃，相对湿度为70%～90%。过氧乙酸用量，对细菌繁殖体用$1g/m^3$，熏蒸60分钟；对细菌芽胞用$3g/m^3$，熏蒸90分钟。

42．使用福尔马林产生甲醛气体的方法有几种？

答：①加热福尔马林，可用火源燃烧蒸发。

②化学反应法，将高锰酸钾（氧化剂）放入容器中，然

后徐徐注入福尔马林液，以催化作用变化为气体。

③蒸汽喷雾法。

④自然挥发、扩散，如福尔马林熏箱。

43.简述福尔马林室内熏蒸消毒的方法？

答：①充分暴露消毒物品的表面，使物品之间留有一定空隙。

②关好门窗，保持室内密封不漏气。

③相对湿度维持在70%～90%，温度在18℃～20℃。

④用定量的福尔马林液使之产生甲醛气体。

⑤到达规定时间后开窗通风换气。

44.福尔马林室内熏蒸消毒时的处理剂量？

答：加热法：对细菌繁殖体用量 $12.5 \sim 25ml/m^3$，作用时间12～24小时；对细菌芽胞用量 $25 \sim 50ml/m^3$，作用时间12～24小时。

加高锰酸钾法：对细菌繁殖体用量为福尔马林 $40ml/m^3$，加高锰酸钾 $30g/m^3$，作用时间12～24小时。

45.用什么方法可以消除福尔马林熏蒸消毒后室内残存的甲醛刺激气味？

答：消毒后甲醛气味较长时间才能消散，故急需使用房间时，可用25%氨水加热蒸发或喷雾以中和之。氨水的用量为所用福尔马林量的一半，作用时间30分钟。

46.一般病人出院后床单位终末消毒要做到哪些内容？

答：（1）床与床垫要用消毒器消毒（即紫外线照射消毒）。

（2）床、床旁桌、椅子、暖瓶均用消毒液擦洗，并注意清理床旁柜内的污物。

（3）更换清洁的床单。棉褥、棉被、枕芯最好晾晒后用，如被污染者应更换干净的。

（4）脸盆、水杯等要刷洗干净后蒸煮消毒。

47.扫床要做到一床一套湿扫，擦小桌要做到一桌一巾，其目的、意义为何？

答：扫床要一床一套是为了避免各病床之间的接触污染，湿扫床可以避免或减少尘土飞扬污染空气；擦桌要一桌一巾是为了避免病房小桌之间的相互污染。其目的主要是做到防止交叉感染。

48.普通病房的公用护理用具为何也要定期消毒？如何消毒？

答：公用护理用具指的是血压表、听诊器、手电筒、压舌板、舌钳、开口器等。普通病房的病人虽然不是传染病人，但每个人都带有各自不同的菌种，这些菌种不一定是致病菌，但也应该符合公共卫生要求，因此亦要求能做到定期消毒。

血压表、听诊器、手电筒等要求每周用消毒液擦洗消毒一次，袖带需洗净晾干再用；氧气、吸痰器、雾化吸入器等的导管、面罩，应做到每个病人一份，每天更换消毒一次；氧气湿化瓶、雾化吸入药罐应每周消毒一次。

49.何谓清洁、消毒、灭菌？

答：清洁：是利用机械的擦洗作用、肥皂的皂化作用和流动清水的冲洗作用，达到去除污垢及局部清洁的作用。

消毒：是指杀灭或清除物品上的病原微生物，使之减少到不能再引起发病者。

灭菌：是指杀灭全部致病微生物和非致病微生物。

50.哪些物品适用于燃烧法消毒？

答：燃烧法对物品的破坏性大，多用于耐高热的物品，带致病菌而又无保留价值的纸张，以及带有传染性的敷料等，消毒时需远离易燃易爆物，以保证安全。

51. 临床上常用火焰燃烧法消毒各种培养瓶、培养管的瓶口、管口，其操作要点是什么？

答：操作时在打开和关闭培养瓶（管）时，应将瓶口和瓶塞放在火焰上同时快速的来回移动三次，在前后移动的同时，还应旋转移动，使火焰接触瓶口的全部周径，达到火焰消毒的目的。操作时瓶塞用镊子夹住更为方便。随后迅速将瓶塞插入瓶口内，插入时不宜过深或过浅，以火焰消毒处为限。

52. 火焰分几层？临床上使用燃烧法时，应使用哪层火焰来消毒处理？

答：火焰分三层。内层称为焰心，并未燃烧，温度较低；中层称为还原焰，燃烧不完全，温度较高；外层称为氧化焰，燃烧完全，温度最高。一般用火焰燃烧消毒，都用温度最高的外层氧化焰来燃烧处理。

53. 在同一温度下湿热灭菌较干热灭菌的效果好，为什么？

答：（1）细菌在湿热下菌体吸收水分，使水和蛋白质凝固；含水量多则蛋白质凝固所需温度低；含水量少或无水则凝固温度高。干热消毒时因细菌蛋白质的含水量迅速降低，直至干燥，因含水量接近于"零"，所以温度需提高至145～170℃，消毒时间需 2 小时。

（2）湿热的穿透力比干热强。

（3）湿热的蒸汽有潜热存在，潜热能迅速提高被灭菌物体的温度。干热空气携带热的能力低于水蒸汽，干热空气传导热较慢，比湿热空气传热性能差，所以湿热比干热灭菌效能强。

54. 用煮沸法灭菌，杀灭细菌繁殖体和芽胞各需多少时间？

答：杀灭细菌繁殖体需煮沸 5~10 分钟，杀灭细菌芽胞需煮沸 1~2 小时。

55. 煮沸法灭菌应注意哪些事项？

答：（1）未污染的干净物品，煮沸前先将物品刷洗干净，去掉油渍，以免影响灭菌效果。已被污染的物品，应直接泡入消毒液中作初步消毒，然后再取出洗净，进行煮沸消毒。

（2）煮沸灭菌时必须将物品全部浸没在水中，有轴节的器械要打开，带盖的容器要开盖，管腔内要灌满水，碗或盘不要叠在一起等，使物品的内外各面均能与水充分接触，以保证灭菌效果。

（3）水沸后开始计算灭菌时间，灭菌过程中如再加入物品，则应从第二次水沸后重新计算灭菌时间。

（4）玻璃类物品应从冷水或温水时放入，并用纱布包好，以免突然高热或互相碰撞而破裂。橡胶类物品应用纱布包裹，待水沸后放入煮沸，消毒后及时取出，以免橡胶变软。

56. 紫外线的杀菌原理是什么？

答：紫外线是一种低能量的电磁辐射。当微生物被照射后，可引起细胞内成分，特别是核酸、原浆蛋白与酶的化学变化，使微生物死亡而达到消毒目的。

57. 紫外线灯管为什么以 2537Å 为杀菌波长的代表？

答：不同波长的紫外线与其杀菌能力各不相同，波长在 2400~2800Å 时，细菌吸收最快，杀菌能力最强，故一般紫外线灯管都以 2537Å 为杀菌波长的代表。

58.紫外线的穿透力很差，表现在哪些方面？

答：（1）在空气中的穿透力，可受尘粒与湿度的影响。空气中含尘粒多，杀菌效能就会降低；相对湿度增高，杀菌效能也会降低。

（2）在液体中的穿透力，随着液体深度的增高而降低。水中杂质对穿透力的影响更大，溶解的盐类、糖类与各种有机物，均可降低紫外线的穿透力。

（3）对固体物质的穿透力，有些可见光能透过的物体，紫外线不能透过，如玻璃、糊窗纸、聚氯乙烯薄膜、尘土等，都能阻挡紫外线光的透过，而影响其杀菌作用。

59.紫外线空气消毒时的注意事项？

答：（1）灯管表面应每周用酒精纱布轻擦，除去表面的灰尘和油垢，以减少对紫外线穿透的影响。

（2）紫外线光肉眼看不见，灯管放出的蓝紫光并不代表紫外线的强度。应定时测试其强度，以便判断是否达到使用期限，以保证紫外线的杀菌效能。

（3）消毒时房间内应保持清洁干燥，空气中不应有尘土或水雾，温度保持在 20℃ 以上，相对湿度不宜超过 50%，有效距离在 2 米以内，消毒时间为 60～120 分钟。应在灯亮后 5～7 分钟开始计时。

（4）紫外线不能穿透纸张、布类、玻璃、排泄物、分泌物等，消毒时注意物品必须抖开、翻动。

60.紫外线对人体有哪些损害？应如何防护？

答：（1）紫外线对眼睛有刺激，直视 30 秒钟能引起刺激症状，剂量大些可引起紫外线光眼炎，故照射时不应直视灯管，必要时卧床病人眼部可盖上毛巾、纱布，工作人员可戴黑眼镜以保护。

(2) 紫外线对皮肤有刺激，在 1 米远处照射 1～2 分钟，可使皮肤产生红斑，必要时病人应盖床单，工作人员穿防护服。

(3) 紫外线在空气中形成臭氧，臭氧过多可使人中毒，轻则出现呼吸加快、变浅、胸闷等症状；重则脉快、疲倦、头痛；持续停留一小时以上，可发生肺气肿，故当有人在场的情况下，紫外线灯连续照射不宜超过 2 小时。

61. 紫外线输出强度（即输出功率）的合格标准应是多少？其强度测定方法有哪几种？

答： 输出功率的合格标准为：新灯管以不低于 $100\mu W/cm^2$（微瓦/平方厘米）为合格；旧灯管低于 $70\mu W/cm^2$ 即应更换新管。

强度测定方法有：

(1) 紫外线强度测试仪　将测试仪放于距离紫外线灯管下 1 米处，荧光光度计垂直对准紫外线灯管，照射时间 1～2 分钟。通过测定紫外线产生的荧光强度来判断紫外线灯的强度。以每平方厘米输出的微瓦作为强度的单位。

(2) 紫外线测试卡　将测试卡试纸放于紫外线灯管下 1 米处，直射 1 分钟，通过三苯甲基甲烷染料的衍化物溶液，在紫外线光下的变色（由白色→紫色）与标准色卡相对比，标准色卡上各种深浅紫色代表各个不等的强度，以此测得紫外线的强度。

(3) 用记录紫外线灯管使用时间的方法来估计紫外线灯的强度，由于灯管出厂时的强度没有精确的标准，故只能作参考用。

62.电离辐射灭菌的作用机理是什么？

答：用于灭菌的电离辐射有γ射线和高能量电子束。其作用机理：

（1）使细胞分子产生诱发辐射，干扰微生物代谢，特别是影响去氧核糖核酸的形成。

（2）水分子被高速粒子打入，产生新离子和过氧化氢，再作用于微生物。

（3）破坏细胞内膜，引起酶系统紊乱致死。

63.电离辐射灭菌有哪些优缺点？

答：优点：（1）灭菌时物品不升温，适用于不耐热的物品，如塑料制品，尼龙制品和生物制品的消毒灭菌。

（2）穿透力强，可穿透到灭菌物品的各个部位，不受包装的限制，故可带包装灭菌。

（3）灭菌速度快，有利于连续作业，节约能源。

缺点：（1）基本建设投资大。

（2）对人体有伤害，需特殊防护。

64.什么是微波消毒（灭菌）处理？

答：微波是一种频率很高的电磁波，热能的产生是通过物质分子以每秒钟几十亿次振动、摩擦而产生热量，以达到高热灭菌的作用。一般含水的物质，对微波有明显的吸收作用，升温迅速消毒效果好。

65.微波消毒处理时应注意哪些事项？

答：（1）放入微波炉内处理用的器皿，应选用玻璃、陶瓷或塑料制品。金属制品（包括带金边的碗）能反射微波，不能穿透，甚至引起打火花或损坏微波炉，故应禁用。

（2）微波作用时必须通过水作为介质，故处理时应放入少量水。干燥的纸张（如化验单、书本等）、布类，使用微波处理时，会因高热而炭化，故消毒时应在外层用湿毛巾包裹，利用湿热穿透达到灭菌作用。

（3）不放消毒物品，空载运转会损坏微波炉，这一点必须特别注意。

66．高压蒸汽灭菌法的作用原理？常用的高压蒸汽灭菌器有哪几种？

答：高压蒸汽灭菌是利用高压和高热进行灭菌，其杀菌力强，功效高，不仅能杀灭一般细菌，对具有顽强抵抗力的细菌芽胞均有杀灭作用。适用于耐热耐湿的一切物品的灭菌，是物理灭菌法中最理想、最有效的灭菌方法。

常用的高压蒸汽灭菌器有下排气式高压蒸汽灭菌器和预真空式高压蒸汽灭菌器两种。

67．下排气式高压蒸汽灭菌器的作用原理？有效指标？

答：作用原理：是利用重力作用，将灭菌柜内的冷空气通过下端的排气口排出，使灭菌柜内呈高压高热蒸汽的环境，而达到灭菌作用。有效指标：

压力　1.05千克/平方厘米（15磅/平方英寸）

温度　121.5℃

时间　20～30分钟

68．预真空式高压蒸汽灭菌器的作用原理？优点？有效指标？

答：作用原理：是利用抽气机将灭菌拒内的冷空气抽出，使柜内呈真空状态，然后蒸汽迅速进入灭菌柜而达到高压高热蒸汽的环境，而达到灭菌作用。

优点：由于它抽气快，高热蒸汽迅速进入灭菌拒，故灭菌时间要比下排气式大大缩短，能迅速达到高能高效的作用。有效指标：

真空度　740～760mmHg

压力　2.1千克/平方厘米（30磅/平方英寸）

温度　131～135℃

时间　4分钟

69.高压蒸汽灭菌器灭菌效果的测试方法有哪几种?

答:（1）留点温度计　最高温度可达160℃。使用前先将水银甩至50℃以下，灭菌后视其所指的温度值，来掌握柜内是否达到所要求的温度。一般一个灭菌柜内上、中、下、前、后、左、右，要求放5支表。

（2）苯甲酸指示剂　由苯甲酸制成的小玻璃管，在常温下苯甲酸呈白色粉末状，温度升至121℃时，即变成紫色，以此测定灭菌柜内的温度是否达到所需要求。

（3）生物指示剂（活菌检测）　采用嗜酸脂肪杆菌芽胞菌片，其耐热参数为121℃，20分钟。灭菌后检查菌片上的菌种是否被杀灭，以此来测定灭菌效果。

（4）化学指示卡　其耐热参数与生物指示剂同。化学指示卡为白色，在温度121℃常规蒸汽压力下，时间到达20分钟，即变为黑色，以此判断灭菌效果。

指示卡的特点，除了能测定柜内是否达到标准温度外，还能测定是否达到规定时间，是一种比较理想的灭菌效果测定方法。

70.环氧乙烷的性能及其灭菌原理?

答:环氧乙烷是一种无色透明的液体，其沸点为10.8℃，冰点为-111.3℃，在常温常压下为无色气体。

灭菌原理:环氧乙烷对微生物蛋白质的烷基化，阻碍了酶的代谢而致微生物死亡。对各种细菌繁殖体、芽胞、霉菌病毒等均有强大的杀灭作用，是一种广谱高效的气体灭菌剂。

71. 环氧乙烷灭菌器的优缺点？

答：（1）环氧乙烷为气体灭菌剂，适用于各种忌热、忌湿的医用仪器（如纤维胃镜、心脏起搏器、显微镜）、贵重物品（如钟表、录音机、手饰）、皮革制品、化纤织物、塑料、橡胶，以及各种文件资料等的灭菌。

（2）环氧乙烷有良好的扩散作用和穿透能力，它能穿透玻璃纸、马粪纸、聚氯乙烯薄膜、皮革以及薄层的油和水，故灭菌处理时，物品可以带包装而不受影响。

（3）环氧乙烷气体易燃易爆，空气中浓度达 3% 以上时，遇明火、静电就有燃烧爆炸的危险。一般大剂量必须装在特制的耐压钢瓶内，50ml 以下的小包装药物，可装在加厚在普通玻璃安瓿内备用。

（4）环氧乙烷对人体有一定的毒性，吸入过量可引起头晕、头痛、恶心呕吐，故灭菌器操作时要保证密闭不漏气，消毒室内应安装排风装置。

（5）环氧乙烷在常温下能很快挥发，在物品上不会残留，灭菌后可用吹风机先将物品带包装吹风 1 小时，再分散放置 24～48 小时后即可使用。

72. 使用环氧乙烷灭菌器应如何防护？

答：环氧乙烷贮存时，瓶口一定要关严，室内应通风、防晒，周围不应有转动的马达或明火，工作人员不穿带静电的衣服。小型药罐与安瓿不要存放在电冰箱中，搬运时应轻拿轻放。为了减少环氧乙烷在使用过程中发生燃烧爆炸的危险，可将其与惰性气体混合成防燃防爆合剂。常用的有：

环碳合剂　10% 环氧乙烷 + 90% 二氧化碳

环氟合剂　10% 环氧乙烷 + 90% 氟利昂

73.影响环氧乙烷灭菌效果的有哪几种因素？

答：（1）温度　温度高能增强杀菌力和穿透力，缩短消毒时间。灭菌器内一般温度控制在 30～40℃。

（2）湿度　湿度过高可引起水解反应，损耗环氧乙烷；湿度过低常不易杀死芽胞，影响灭菌效果。一般湿度控制在 50%～70%。灭菌处理时应在灭菌柜内常规放一杯水。

（3）药物的剂量和浓度　应用环氧乙烷药量多，浓度高，消毒时间可缩短。一般浓度控制在 0.5～1.0千克/立方米。

（4）灭菌处理时间　与药物浓度的控制和作用时的温度有关，一般灭菌时间控制在 6～8 小时。

74.何谓双蒸法灭菌处理？

答：烈性传染病（是指传染病防治法中所规定的法定传染病）病人使用过的器械或布类，从隔离区取出时，应立即用清洁布严密包裹好，送高压第一次灭菌后，取出刷洗干净，第二次再高压灭菌备用，称为双蒸灭菌法。其主要目的是防止烈性传染病病源的扩散污染。

75.化学消毒剂的作用原理是什么？

答：利用化学药物渗透到细菌体内，使菌体蛋白凝固变性，干扰细菌酶的活性，抑制细菌代谢和生长，损害细胞膜的结构，改变其渗透性，破坏其生理功能等，从而起到消毒作用。

76.使用化学消毒剂浸泡消毒物品时应注意什么？

答：（1）根据物品的性能，选择合适的化学消毒剂。

（2）严格掌握消毒剂的有效浓度、浸泡方法和时间。

（3）未污染的干净物品，浸泡前将物品洗净擦干，以便物品能更好地和药液充分接触，同时避免水分影响药物的有效浓度；已被污染的物品，应直接将脏物放入消毒液中浸泡，作初步消毒后，取出洗净、擦干，再作第二次浸泡或高压灭菌。初泡的目的，在于避免污染物的被扩散。

（4）物品应全部浸泡在消毒液面下，器械的轴节要打开，有空腔的物品要将消毒液注入腔内。

（5）为确保消毒液的有效浓度，容器应加盖，并定期更换消毒。

（6）浸泡消毒后的物品，使用前应用无菌生理盐水冲净，以免药液刺激机体组织。

77．过氧乙酸的杀菌原理？

答：过氧乙酸杀菌，首先是依靠其强大的氧化能力。通过氧化作用，使酶失去活性，导致微生物死亡；其次，过氧乙酸具有酸的特性，通过改变细胞内的酸碱度而损伤微生物。

78．过氧乙酸使用时应注意哪些事项？

答：（1）稀释的水溶液，用前新鲜配制效果最好。配液时应采用清洁水，避免某些金属离子与还原性物质加速药物的分解。

（2）过氧乙酸不稳定，应贮存于通风阴凉处，用前应测定其有效含量。

（3）使用高浓度药液时，谨防溅到眼内或皮肤、衣服上，如不慎溅及，立即用清水冲洗干净。消毒皮肤的浓度不宜超过 0.2%，消毒黏膜不宜超过 0.02%。

（4）金属器材、天然纤维、纺织品经浸泡后应迅速用清水冲洗干净，以防被药液漂白或腐蚀。

79．含氯消毒剂的杀菌原理？

答：消毒剂溶于水中可产生次氯酸者，称为含氯消毒剂。含氯消毒剂溶于水中，产生的次氯酸愈多，其杀菌力愈强。故其杀菌机制以次氯酸作用为主。杀菌机制：

（1）次氯酸作用　消毒剂所含的氯在水中形成次氯酸，作用于菌体蛋白质。

（2）新生氧作用　次氯酸分解形成新生态氧，将菌体蛋白质氧化。

（3）氯化作用　消毒剂中含有的氯直接作用于菌体蛋白质。

80．含氯消毒剂使用时注意事项？

答：（1）配制溶液应先测定有效氯含量。

（2）消毒纺织品或金属制品时，使用浓度不宜过高，作用时间不宜过长，消毒后尽快用水清洗，去除残余药液，以减轻腐蚀与漂白。

（3）室内喷洒消毒时，工作人员应戴防护口罩，消毒完毕通风后再进入室内。

（4）药物贮存于密闭容器内，放置阴凉、干燥、通风处，减少有效氯丧失。

（5）配液时应用冷水，以免其受热分解。配好的消毒液应放在加盖的容器内，并做到每天更换消毒液，以保证灭菌效能。

81．含氯消毒剂中有效氯浓度和过氧乙酸消毒剂浓度的简易测定方法？

答：简易测定含氯消毒剂中有效氯的浓度和测定过氧乙酸消毒剂的浓度，均可采用"G—1型消毒剂浓度试纸"，该试纸是将有效氯的化学反应与过氧乙酸的化学反应之共性抽象出来，使其不受溶液酸碱度的影响，同样浓度可出现同样的反应颜色。

82．请说明 ppm 与克％之间的关系？含有效氯为

500ppm 的洗消净，按克来计算，其浓度为多少？

答：ppm（parf per million）如以克为单位，即为百万分之一克。

1/1000 000 亦即 0.0001％。

500ppm 的洗消净浓度为 0.05％。

83. 金星消毒液的特点有哪些？

答：金星消毒液是一种高效、快速、广谱的消毒灭菌剂。其主要特点：

（1）杀菌力强，能有效地杀灭各种细菌、细菌芽胞、肝炎病毒、艾滋病病毒等。

（2）液体无毒、无异味，对皮肤、黏膜无刺激性。

（3）对金属器械无腐蚀性。

（4）有较强的去污洗涤作用。

84. 金星消毒液在临床有哪些用途？

答：可用作金属、非金属、各种医疗器械的消毒灭菌，如浸泡、擦拭、喷雾等，亦可用于皮肤、伤口、黏膜的擦试、冲洗消毒。

85. 金星消毒液使用时应注意哪些事项？

答：（1）浓度：配制成 1:5（即 16％）的溶液进行各种清毒。除眼科器械和内窥镜外，其他器械使用前不需用无菌生理盐水冲洗。

（2）消毒液每 7～10 天更换消毒一次。

（3）使用中有些器械表面会有少量伪膜或溶液中有白色絮状物沉淀，均不影响消毒效果。

（4）原液在 <10℃温度下存放可析出结晶，理想的是在 >20℃和 <60℃时结晶可溶解。

（5）配液时理想的是用蒸馏水配制，亦可用自来水放置

24小时后使用，这样使水中的钙、镁离子沉淀，配出液透亮；如遇钙镁等离子，虽不影响灭菌作用，但配出液透明度较差。

（6）缝合线、毛制品遇本溶液，会产生溶解作用，不宜使用。

86．福尔马林的杀菌原理？

答：甲醛为无色、具有强烈刺激性气味的可燃气体。用于消毒的是其 36％ 的水溶液，通常称为福尔马林或甲醛水。

杀菌原理：福尔马林作用于菌体蛋白（包括酶），使之烷基化，引起蛋白质变性、凝固，造成微生物死亡。

87．新洁尔灭的作用原理是什么？

答：（1）改变细胞的渗透性，使菌体破裂。

（2）使蛋白质变性。

（3）抑制细菌体内某些酶，使之失去活性。

（4）有良好的表面活性，可高浓度聚集于菌体表面，影响细菌的新陈代谢。

88．新洁尔灭为什么只能作为抑菌剂？

答：因为新洁尔灭对细菌体内的某些酶只起抑制作用，有的是可恢复的，故只能作为抑菌剂。

89．影响新洁尔灭抑菌的因素有哪些？

答：（1）有机物可减弱其抑菌作用。

（2）酸碱度可影响其抑菌效果，pH 值愈低（酸性物质），所需抑菌液的浓度愈高。

（3）温度升高可加强其抑菌作用。

（4）与阴离子的肥皂、碘、枸橼酸、铁、铝等物质都有拮抗作用。

（5）有吸附作用。易吸附于各种物体表面，尤以棉织物为甚。

90．新洁尔灭使用中应注意哪些事项？

答：（1）不要与肥皂、洗涤剂、碘等溶液合用，不要用铝、铁物品作为存放容器。

（2）无菌持物镊浸泡时无菌罐内不要用纱布垫底。

（3）被有机物污染的物品需初步浸泡消毒时，不应选用新洁尔灭液，因其能减弱抑菌作用。

91．乙醇的杀菌原理？

答：（1）破坏细菌蛋白质的肽键，使之变性。

（2）侵入菌体细胞，解脱蛋白质表面的水膜，使之失去活性。

（3）溶菌作用。

92．95％酒精为什么不作为消毒剂？

答：乙醇杀菌需有一定量的水，浓度在95％以上的乙醇，一接触菌体，便引起菌体表层蛋白质凝固，形成保护膜，阻碍乙醇分子继续渗入菌体内，而导致杀菌能力减弱。

93．碘伏有什么特点？

答：碘伏是碘和表面活性剂的不定型结合物，表面活性剂起载体与助溶剂作用，杀菌作用主要靠碘。其特性：

（1）碘伏具有广谱杀菌功能，对各种细菌繁殖体、病毒、真菌、霉菌孢子、芽胞均有较强的杀灭作用。

（2）毒性低，对黏膜无刺激性，性能稳定，能保持较长时间的杀菌作用，只要碘的颜色未褪，仍能保持抗菌能力。

（3）对局部皮肤的疖肿有消炎治疗作用。

（4）0.02％碘伏可作局部黏膜冲洗消毒剂。

94. 何谓无菌技术？

答： 无菌技术是指在执行医疗护理技术操作过程中，不使已灭菌的物品再被污染，并使之保护无菌状态的技术。

95. 何谓无菌区和非无菌区？

答： 无菌区是指经过灭菌处理，而未被污染的区域；非无菌区是指未经灭菌处理，或灭菌处理后又被污染过的区域，亦可称为有菌区。

96. 无菌技术操作有哪些原则？

答： （1）无菌技术操作必须在清洁的环境中进行，治疗室每天用紫外线照射消毒一次。

（2）进行无菌操作前要衣帽整洁，戴好口罩，洗净双手。

（3）无菌物品与非无菌物品应分别放置，并定期进行检查。

（4）取无菌物品必须使用无菌持物钳。

（5）未经消毒的手和物品，不可触及或跨越无菌区。

（6）无菌物取出后，虽未动用，亦不能再放回原处。

（7）执行无菌操作的地方要宽阔，以防无菌物品被污染。

（8）进行无菌操作时，如疑有污染或已被污染，即不可使用，应更换或重新灭菌。

（9）一份无菌物品，只能供一名病人使用，以免发生交叉感染。

97. 使用无菌持物钳的方法与要求？

答： （1）每个容器内只放一把钳子，钳子、无菌罐及消毒液可根据药物的性质与使用的情况定期更换消毒。

（2）无菌持物器械在消毒液内的浸泡深度，钳子应在轴关节以上 2～3cm 处，镊子应泡至镊长的 1/2 处。

（3）取放无菌持物钳时，钳端需闭合，且不可触及液面以上的容器各部分。

（4）使用时保持钳端向下，不能倒转向上，以免消毒液倒流污染钳端。

（5）使用后立即放回原处。

（6）如要到较远处去夹取物品，应连同容器一起搬移，就地使用。

（7）无菌持物钳不能夹取油纱布，以免沾染油腻，影响消毒效果。

98．无抗菌能力的溶液、容器或敷料为什么应定期更换消毒？

答：无抗菌能力的溶液如生理盐水，敷料如治疗巾、盐水棉球或纱条，容器如盛器械、敷料的包、盒、罐等，其本身因无抗菌能力，在使用过程中，通过开盖时的空气沉降，操作时在空气中的暴露、污染等因素，很不容易保持绝对无菌。故此类物品在使用前应注明开包日期和时间，超过 24 小时应更换消毒，剩余物品可作废或重新消毒再用。

99．存放无菌敷料的贮槽是否亦需 24 小时更换消毒？

答：存放无菌纱布、棉球的贮槽，容量不宜过大，以便短时间用完，及时更换。外科需直接接触伤口的存放纱布的贮槽，必须 24 小时更换消毒；非手术科室使用的纱布、棉球，不直接接触伤口，一周消毒两次。

100．酒精是一种消毒剂，为什么皮肤消毒用的酒精瓶还需定期进行更换消毒？

答：（1）酒精为临床上最常用的皮肤消毒剂，使用时经常用棉棍伸入瓶内沾液，污染机会多，据有关单位培养试验，使用中的酒精液，3 天染菌率达 12%，7 天达 47%。故应每周更换消毒 1~2 次，瓶子应高压灭菌。

（2）酒精为易挥发性液体，在常温下其浓度会逐渐降低，故应定期测定调整比重，小量者可定期更换消毒。

101. 未打开使用的无菌包、盒的无菌有效期，北京市卫生局作过何种规定？

答：夏季一周消毒一次（5 月 1 日~9 月 30 日）。

冬季两周消毒一次（10 月 1 日~4 月 30 日）。

102. 已铺好的无菌盘和已打开过的无菌包、盒，能保持多长时间有效？

答：铺好的无菌盘，无菌有效期为 4 小时；打开过的无菌包、盒，无菌有效期为 24 小时。

103. 打开无菌包、盒、溶液瓶前应注意哪些事项？

答：（1）打开无菌包前，应先检查包外的品名标记、消毒日期、消毒指示标志，以及包布有无松散。

（2）未使用过的无菌包，第一次打开时，要注明开包日期、时间，以便掌握有效期。

（3）无菌包内的物品如未用完，可按原折叠顺序重新折叠包扎好，以便保存下次再用。

（4）使用已打开过的包、盒、瓶，要先检查开包时间，以便掌握无菌包是否在有效使用期内，否则不能使用。

（5）无菌包、盒、瓶，打开或关闭时要严格掌握无菌操作原则，有污染或疑有污染时，一律按脏物处理。

104. 为什么医护人员应禁止戴戒指？

答：医护人员在为病人服务的过程中，均是通过手的操作来完成任务的，手上戴了戒指，使局部存在着一个藏污纳垢的场所，清洁双手不易彻底。根据霍夫曼等1985年对50名长期戴戒指的内、外科护士做手指皮肤为期5个月的调查。采样的50名护士中，有20名在戒指下部位发现革兰氏阴性杆菌，而且均是致病菌，是引起医院内感染的重要因素，因此医护人员上班必须禁止戴戒指。

105. 如何掌握有效的洗手方法？

答： 一般性洗手称为快速洗手，是去除手部皮肤上的污垢、碎屑和部分致病菌的主要措施之一。洗手前应除掉戒指等装饰物，指甲长者应作修剪，通常用肥皂仔细认真地搓揉双手及腕部，并注意清洗指尖、指缝和指关节等部位，以保证洗手的效果。整个搓揉时间不应少于15秒钟，然后用流动水冲净肥皂沫。较脏的手应如此反复洗两遍。擦手巾应保持清洁干燥，更经常更换，理想的是用热风吹干。

106. 何谓交叉感染和自身感染？

答： 交叉感染是指从病人到病人、从病人到医院职工和从医院职工到病人的直接感染或通过物品对人体的间接感染。自身感染是指病人自身抵抗力降低，对本身固有的细菌感受性增加而发生的疾病。例如晚期再生障碍性贫血、晚期白血病等。

107. 肌肉注射和静脉抽血时，为防止血污染的扩散或交叉感染，应采取哪些防范措施？

答： 肌注：（1）所用的空针、针头应泡入含氯消毒剂溶液内作初步消毒，浸泡时注意空针要泡在液面下，针筒内应注满消毒液。

（2）护士的手要在消毒液内浸泡或用含氯消毒液的湿毛巾擦拭后，再给下一位病人操作。

静脉抽血：（1）同肌注内容。

（2）所用止血带一人一根，用后泡入消毒液内或集中消毒处理。

（3）注射局部垫的治疗巾或纸做到一人一巾，用后消毒处理。

（4）用过的棉棍集中焚烧处理。

（5）最后护士处理双手，方法同肌注，再给下一位病人操作。

四、护理技术操作

108. 如何根据药物的不同性质，加强妥善管理？

答：（1）容易氧化和遇光变质的药物，应装在有色密盖瓶中，放阴凉处，或用黑纸遮盖。如维生素 C、安茶碱、盐酸肾上腺素等。

（2）容易挥发、潮解或风化的药物，须装瓶内盖紧，如酒精、碘酊、糖衣片、酵母片等。

（3）容易被热破坏的某些生物制品，如抗毒血清、疫苗、胎盘球蛋白等，应放在冰箱内保存。

（4）容易燃烧的药物，如乙醚、酒精，应放在远离明火处，以防燃烧。

（5）对有期限性药物，应按有效日期先后次序，有计划使用。

109. 药疗时应掌握的原则有哪些？

答：（1）应根据医嘱给药，在用药过程中，经常观察病情及疗效。

（2）给药时间要准确，由于各种药物吸收和排泄速度不同，为了使药物能达到应有疗效，必须做到准时给药。

（3）给药剂量和浓度要准确，如果剂量不足，达不到治疗目的；剂量过大，则可引起中毒。

（4）给药途径要准确，因为采取不同给药途径，是根据治疗目的的不同而确定的。

（5）给药过程中，须做到三查七对一注意。

三查：操作前、操作中、操作后查。

七对：对床号、姓名、药名、浓度、剂量、方法、时间。

一注意：注意用药后反应。

110. 根据药物的性能，服药时应掌握哪些注意点？

答：（1）对牙齿有腐蚀作用和使牙齿染色的药物，如酸类、铁剂，服用时为避免与牙齿接触，可将药液由饮水管吸入，服药后漱口。

（2）止咳糖浆对呼吸道黏膜起安抚作用，服后不宜饮水，以免冲淡药物，降低疗效。如同时服用多种药物，则应最后服止咳糖浆。

（3）磺胺类药与发汗药，服后宜多饮水。前者防止尿中出现磺胺结晶，后者起发汗降温增强药物疗效的作用。

（4）刺激食欲的健胃药，应于饭前服，因其刺激舌味感受器，使胃液大量分泌，可以增进食欲。

（5）助消化药宜饭后服，对胃黏膜有刺激性的药物，也宜饭后服（如阿斯匹林等），以便使药物与食物均匀混合，减少对胃壁的刺激。

（6）服用某些特殊药物，应密切观察病情及疗效，如服用毛地黄、奎尼丁时尤需测量心率变化以防中毒；对长期服用苯巴比妥等催眠药物的病人应防止成瘾；某些药物服用后可产生药物热或皮疹，如发现异常变化，须报告医生给予及时处理。

111．臀大肌注射有哪两种定位方法？

答：**十字法**　从臀裂顶点向左或右一侧划一水平线，然后从髂嵴最高点上作一垂直平分线，在外上方四分之一处为注射部位。

联线法　取髂前上棘和尾骨联线的外上三分之一处为注射部位。

112．臀部肌注时为了使局部肌肉放松，可取哪些卧位？

答：**侧卧位**　上腿伸直，下腿稍弯曲。

俯卧位　足尖相对，足跟分开。

仰卧位　注射时自然平卧，嘱病人肌肉放松，勿紧张。

坐位　嘱病人坐正，放松局部肌肉。

113．抗生素如与表飞鸣同服，会产生什么后果？为什么？

答：抗生素是某些微生物在代谢过程中形成的一种物质，能够抑制或杀灭其他微生物。表飞鸣是活的乳酸杆菌制品，如同时服用，可互相干扰，减弱抗生素的作用。

114．长期应用链霉素会出现哪些毒性反应？

答：长期或大量应用能引起眩晕、恶心、呕吐、耳鸣、听力减退以至耳聋。也可出现口唇、面部、指端麻木，皮疹，口腔炎，舌炎，尿中偶见蛋白及管型。

115．链霉素过敏休克急救时，为什么要用钙剂？

答：因链霉素可与钙离子结合，使链霉素的毒性减轻或消失。因此，当出现链霉素过敏反应时，可应用钙剂，最好给氯化钙，其次为葡萄糖酸钙。

116.青霉素注射液为什么要现配现用不能放置过久?

答: 青霉素 G 溶液的效价易在室温下迅速降低。青霉素 G 分子在水溶液中很快经过分子重排而成为青霉素烯酸,后者与人体蛋白结合成青霉噻唑蛋白和青霉烯酸蛋白而成全抗原。青霉素溶液在贮存过程中产生高分子聚合体也能与蛋白质结合成全抗原。这些都是致敏物质,可引起过敏反应。因此临床应用青霉素 G 时需新鲜配制,以防止或减少过敏性反应的发生。

117.青霉素过敏反应的原因是什么?

答: 过敏反应系由抗原、抗体相互作用而引起,青霉素 G 是一种半抗原,进入人体后与组织蛋白质结合而成为全抗原,刺激机体产生特异抗体存在于体内。当过敏体质的人遇有相应抗原再进入机体时,即发生过敏反应。

118.青霉素过敏反应的主要临床表现?

答: 青霉素过敏反应常见的临床表现有药疹,药物热和过敏性休克等,可见速发反应和迟缓反应两种形式。

(1) **速发反应** 在作皮试或注射后数秒钟或数分钟即出现全身过敏反应,有时呈闪电式发生。表现有胸闷、心悸、口舌发麻、气短、呼吸困难、紫绀、面色苍白、出冷汗、四肢厥冷、脉弱、血压急剧下降。继则神志丧失、大小便失禁、昏迷抽搐。

(2) **迟缓反应** 注射后数小时或三日后才出现,多出现红疹等。偶有于用药后数日突然发生过敏性休克者。

119.青霉素过敏性休克的抢救有哪些要点?

答: 青霉素过敏性休克的抢救,要迅速及时,就地抢救为原则。

(1) 立即停药、平卧、保暖、氧气吸入。

（2）即刻皮下注射 0.1% 盐酸肾上腺素 0.5～1ml，小儿酌减，如症状不缓解，可每 20～30 分钟皮下或静脉再注射 0.5ml，同时给予地塞米松 5mg 静脉注射，或用氢化可的松 200～300mg，加入 5%～10% 葡萄糖溶液静脉滴注。

（3）抗组织胺类药物，如盐酸异丙嗪 25～50mg 或苯海拉明 40mg 肌肉注射。

（4）针刺疗法，如取人中、内关等穴位。

（5）经上述处理病情不好转，血压不回升，需扩充血容量，可用右旋糖酐。必要时可用升压药，如多巴胺、阿拉明、去甲肾上腺素等。

（6）呼吸受抑制可用呼吸兴奋剂，如尼可刹米、山梗菜碱等。必要时施行人工呼吸或行气管切开术。

（7）心脏骤停时，遵医嘱行心内注射和胸外心脏挤压。

（8）肌肉张力减低时，皮下注射新斯的明 0.5～1ml。

在抢救的同时应密切观察病情，如意识状态、血压、体温、脉搏、呼吸、尿量和一般情况等，根据病情变化采取相应的急救措施。

120. 怎样预防青霉素过敏反应？

答：（1）询问有无过敏史后再做过敏试验，凡有过敏史者禁忌做过敏试验。

（2）过敏试验阳性者禁用。

（3）病人曾使用过青霉素，停药 3 天后如仍需注射青霉素，应重新做皮肤试验。

（4）青霉素水溶液应现配现用。

（5）青霉素皮试阳性反应者，应在病历上做特殊标记，并告知病人及其家属。

121. 大剂量青霉素治疗的病人要注意观察什么？

答：注意观察神经症状、出血、溶血、水及电解质平衡紊乱、酸碱平衡紊乱以及肝肾功能障碍等。

122. 青霉素、链霉素、破伤风抗毒素、细胞色素 C 皮试液的浓度各多少？

答：青霉素皮试液每毫升含 100 ~ 500 单位。

链霉素皮试液每毫升含 2500 单位。

破伤风抗毒素皮试液每毫升含 150 国际单位。

细胞色素 C 皮试液每毫升含 0.75mg。

123. 哪些抗菌素对第八对颅神经有损害？

答：链霉素、新霉素、卡那霉素、庆大霉素、丁胺卡那霉素对第八对颅神经有损害。

124. 常用的碘过敏试验法有几种？

答：（1）口服法　口服 5% ~ 10% 碘化钾 5ml，每日 3 次，连服 3 天。

（2）口含法　10% 碘化钾 5ml 口含，5 分钟后观察反应。

（3）皮内注射法　取碘造影剂 0.1ml 做皮内注射，15 ~ 20 分钟后观察反应。

（4）结膜试验　取碘造影剂一滴点眼，1 分钟后观察反应。

（5）静脉注射法　取造影剂 1ml 加等渗盐水至 2ml 静脉注射，10 ~ 30 分钟后观察反应。

125. 如何观察碘过敏反应？

答：（1）口含或口服试验　有口麻、心慌、恶心、荨麻疹等症状为阳性。

（2）皮内试验　局部红肿、硬块，直径超过 1cm 为阳性。

（3）结膜试验　结膜充血、水肿为阳性。

（4）静脉注射试验　观察有无反应，如血压、脉搏、呼吸、面色等情况有改变为阳性。少数病人过敏试验阴性，但在造影时发生过敏反应，故造影时需备急救药物。

126. 精制破伤风抗毒素作皮肤过敏试验时，目前应了解的问题？

答：精破抗的预防剂量，以往均匀 1ml 内含 1500IU 为准，即抽取 0.1ml 溶于 1ml 生理盐水中，注入皮内 0.1ml（含 15IU）作为皮肤试验的常规剂量。

目前市场上所售精破抗，每支药含破伤风抗毒素的溶质为 1500IU，而溶液只有 0.6～0.7ml，如果仍按以前方法配制皮试液，规定溶液内所含药物的溶质就不准确。初步计算约 0.1ml 内含药量为 25～21IU，故必须改变配制的方法。正确的配制方法应该是：

（1）用 10ml 空针抽吸 1 支精破抗（1500IU），加生理盐水至 10ml（即 10ml 内含 1500IU），每次皮内注射 0.1ml（含 15IU）。此法适用于急诊室、注射室等每天注射次数较多的部门。

（2）用 1ml 空针抽 1 支精破抗（1500IU）加生理盐水至 1ml，取其 0.1ml 配制皮试液即可。剩余的 0.9ml 可在皮试阴性后作预防注射。此法适用于只为一位病人注射时用。

127. 为什么静脉注射硫酸镁时应备用葡萄糖酸钙？

答：静脉注射硫酸镁时，如血液中镁离子浓度过高，使中枢神经系统抑制，运动神经肌肉接头的阻断和心脏抑制等引起血压下降、肢体瘫痪及呼吸麻痹。故静脉注时必须缓慢，并注意观察病人情况。当呼吸减缓，肌腱反射消失，血压显著下降时，应立即停药，并注入 10% 葡萄糖酸钙或 5%

氯化钙以解救。

128. 怎样确定股静脉穿刺部位？

答： 髂前上棘与耻骨结节之间划一连线，在其中点摸到搏动的股动脉，股静脉在紧靠股动脉的内侧。

129. 为什么采集血标本时必须用干燥的注射器抽血？

答： 因注射器潮湿，可使所抽得的血液引起溶血现象，造成化验结果的不准确，故采血时必须使用干燥的注射器。

130. 根据哪些因素来调节输液的滴速？

答： 根据病人的年龄、病情、药物性质来调节滴速，一般成人 40～60 滴/分，儿童 20～40 滴/分。老年体弱、婴幼儿、心肺疾患者速度宜慢；脱水严重、心肺功能良好者，速度可快；一般溶液滴速可稍快，而高渗盐水、含钾药物、升压药宜慢。

131. 为什么输液补钾不能从小壶滴入？

答： 因为钾离子是细胞内的主要离子。血钾浓度过高，可使心肌细胞的自律性、兴奋性和传导性降低、造成传导阻滞，血钾高至 7.5 毫克当量/升时，可引起心脏停搏。因此，补钾速度不可过快、过浓，不能从小壶滴入。

132. 输液中发生急性肺水肿的原因及防治？

答：原因 由于输液速度过快，短时间内输入过多液体，使循环血容量急剧增加，心脏负担过重引起。

防治

(1) 输液时注意滴速不宜过快，液量不可过多。

(2) 如突然出现呼吸困难、气促、咳嗽、泡沫样血性痰时，需立即使其端坐，两腿下垂，减少回心血量，减轻心脏负担。

(3) 加压给氧，使肺泡内压力增高，减少肺泡内毛细血管漏出液的产生。同时使氧气经过 30%～70% 的酒精湿化后吸入，减低肺泡泡沫的表面张力，从而改善肺部气体交换，减轻缺氧症状。

（4）按医嘱给镇静剂、扩血管药及强心剂。

（5）必要时进行四肢轮流结扎法，以有效地减少静脉回心血量。

133.输液中发生空气栓塞的原因及防治？

答：原因 输液器内留有空气，橡胶管之间连接不紧或加压输液无人留守，使空气流入静脉内。进入静脉的空气被带到右心房，入右心室。如空气量小，被右心室压入肺动脉，分散到各肺小动脉、毛细血管内，则损害较小；如空气量大，在右心室内阻塞肺动脉入口，使血液不能进入肺内，引起严重缺氧，可造成死亡。

防治

（1）输液时必须将空气排尽，输液器各连接处要拧紧勿脱开，加压输液输血时要有专人留守。

（2）如突然出现呼吸困难、严重紫绀、心前区听诊可闻及响亮持续的"水泡声"时，应立即置病人于左侧卧和头低足高位，使肺动脉的位置在右心室下部，气泡可向上飘移到右心室，避开肺动脉入口。由于心脏跳动，空气被混成泡沫，分次小量地进入肺动脉内，解除肺动脉入口处的阻塞。

（3）同时给病人氧气吸入。

134 输血的目的是什么？

答：（1）补充血容量，增加心排出量，提高血压，促进循环。

（2）增加血红蛋白，纠正贫血，促进携氧功能。

（3）补充抗体，增加机体抵抗力。

（4）增加蛋白质，改善营养，维持胶体渗透压，减少组织的渗出和水肿，保证循环量。

（5）输新鲜血，可补充各种凝血因子，改善凝血作用。

（6）促进骨髓系统和网状内皮系统功能。

135.胃管插入的长度应为多少？如何判断已插入胃内？

答：插入深度，成人为 45～55cm，小儿 18～24cm。判断方法有三种：

（1）用注射器抽吸有胃液抽出。

（2）将胃管末端置于盛水的杯中，管内无气体逸出，如有大量气体逸出表明误入气管。

（3）用注射器从胃管注入 10cm 空气，同时用听诊器能在胃部听到气过水声。

136.昏迷病人应如何插鼻饲管？

答：昏迷病人因吞咽及咳嗽反射消失，不能合作，而反复插管可致声带损伤与声门水肿。为提高昏迷病人插胃管的成功率，可将胃管自鼻孔插至 14～16cm 处，再以左手将病人头部托起，使下颌靠近胸骨柄，以加大咽部通道的弧度，便于管端沿咽后壁滑行，然后徐徐插入至所需长度。

137.具有氧化和解毒功能的洗胃液是什么？常用浓度为多少？

答：具体氧化和解毒功能的洗胃液是高锰酸钾溶液。常用的浓度为 1:5000～1:20000。

138.敌百虫中毒时，为什么不能用碱性溶液洗胃？

答：因敌百虫遇碱后生成敌敌畏，其毒性增加 10 倍。故临床上多选用 1:20000 高锰酸钾溶液、淡食盐水或清水洗胃。

139.导尿的目的是什么？

答：（1）收集未被污染的尿作细菌培养，测量膀胱容量、压力及残余尿容量、鉴别尿闭及尿潴留，以协助诊断。

（2）为尿潴留病人放出尿液，以减轻痛苦。

（3）盆腔内脏器手术，导尿排空膀胱，避免手术中误伤。

（4）昏迷、尿失禁或会阴部有损伤者，留置尿管以保持局部干燥、清洁。

（5）抢救休克或危重病人时，能正确记录尿量、比重，以观察肾功能。

140．成年男性和女性的尿道长度为多少？导尿时尿管插入的深度各约多少？

答：成人尿道长度：男性 18～20cm，女性 3～5cm。

尿管插入深度：男性插入 20～22cm，见尿后再插入 2cm；女性插入 4～6cm，见尿后再插入 1cm。

141．急性尿潴留，膀胱过度膨胀，第一次导尿应注意什么？

答：膀胱过度膨胀，第一次放出尿量不应超过 1000ml，因大量放尿，可导致腹腔内压力突然降低，大量血液滞留于腹腔血管内，使有效循环血量减少，血压下降而引起虚脱；另外，当膀胱突然减压，可引起膀胱黏膜高度充血，易发生血尿。

142．影响灌肠效果的因素有哪些？

答：大量不保留灌肠要注意以下几个因素：

（1）溶液浓度　0.2%～0.5%肥皂水或生理盐水；

（2）液量　成人每次 500～1000ml，儿童根据年龄酌减，约 200～500ml；

（3）温度　39～41℃；

（4）肛管插入直肠的深度 7～10（10～15）cm；

（5）液面距肛门（筒底距床铺）的距离　约40～60cm；

（6）灌肠后保留时间　5～10分钟。

143. 哪些病人不宜作大量不保留灌肠？

答： 妊娠、急腹症、消化道出血病人不宜灌肠。

144. 为什么肝昏迷病人禁用肥皂水灌肠？

答： 对有严重肝病的病人来讲，引起肝昏迷的原因很多，其中氨中毒是诱发肝昏迷的重要环节。造成血氨增高的原因，常见于胃肠道的产氨增多。

肠道内的酸碱度，对氨的产生和吸收影响很大。结肠在酸性条件下，肠腔内氢离子（H^+）增加，使产生的氨（NH_3）与（H^+）结合，形成（NH_4）铵，肠黏膜吸收氨就减少。如进行肥皂水灌肠，大量的碱性液改变了肠腔内的酸碱度，使之成为碱性环境，氨失去了转化为铵的过程，氨的吸收随之增多。

因此对肝昏迷的病人应禁用碱性液——肥皂水灌肠，可选用生理盐水或弱酸性溶液，以减少氨的吸收而加重肝昏迷。

五、冷 热 的 应 用

145. 应用冷疗的目的及其原理是什么？

答：（1）减轻局部充血或出血　冷可使毛细血管收缩，减轻局部充血、出血。

（2）减轻疼痛　冷可抑制细胞的活动，使神经末梢的敏感性降低而减轻疼痛。

（3）防止炎症扩散和化脓　冷可减少局部血流，降低细菌的活动力和细胞的代谢，因而可以防止炎症和化脓的扩散。

（4）降低体温　冷直接和机体皮肤接触，通过物理作用，可将体内的热传导散发，先是毛细血管收缩，继而血管扩张，因而增加散热、降低体温。

146. 局部持续用冷时间过久，可出现什么情况？为什么？

答：局部持续用冷时间过久，可出现冻伤致组织坏死。因为持续用冷，局部营养、功能及细胞代谢都会发生障碍，甚至引起组织死亡脱落。

147. 在全身用冷中，禁用哪些部位？其原因是什么？

答：禁用部位是胸前区、腹部、颈后。这些部位对冷的刺激较敏感，可引起反射性的心率减慢、腹泻等不良反应。

148. 复苏过程中为什么要用头部冰槽降温？

答：为了降低脑组织的代谢率，减少其耗氧量，提高脑细胞对缺氧的耐受性，减慢或制止其损害的进展，有利于脑细胞的恢复。

149. 应用热疗的目的及其原理是什么？

答：（1）促进炎症消散或局限　温热可促进局部组织血液循环，增强新陈代谢和白细胞的吞噬功能，提高机体抵抗力和修复能力，早期使炎症消散，晚期使炎症局限。

（2）解除疼痛　温热刺激能降低痛觉神经的兴奋性，改善血循环，减轻炎性水肿及组织缺氧，加速致痛物质的运动。温热能使肌肉、肌腱和韧带等组织松弛，可解除因肌肉痉挛、强直而引起的疼痛。

（3）减轻深部组织充血　热能刺激神经末梢引起反射作

用，使局部血管扩张，减轻深部组织充血。

（4）保暖　热能促进血液循环，使病人感到温暖舒适。

150.酒精擦浴的原理？其浓度及温度应是多少？

答：酒精是一种挥发性液体，当酒精在皮肤上迅速蒸发时，吸收和带走机体大量的热，同时酒精具有刺激皮肤血管扩张的作用，故其散热能力较强。

擦浴时酒精的浓度为 30%～50%，温度为 30℃左右。

151.急性细菌性结膜炎为什么不能做热敷？

答：因局部温度升高，有利于细菌繁殖和分泌物增加，而使炎症加重。

152.急腹症病人诊断未确定前为什么不能做热敷？

答：因热疗能减轻疼痛，急腹症尚未明确诊断前如用热敷，会掩盖病情，贻误诊治。

153.消化道出血病人腹痛时为什么不能做热敷？

答：因为脏器内出血，如用热疗可使血管扩张，增强脏器血流量而加重出血。

154.面部鼻唇沟处疖肿为什么不能做热敷？

答：鼻唇沟处是面部三角区范围之内，此处有丰富的淋巴管和血管，其静脉和颅内相通，且无静脉瓣可以逆流。感染后如做热敷，促进血流的增加，使局部病灶的细菌经内眦静脉到达颅内，引起海绵窦炎症，故不能做热敷。

155.对待各种不同病情的病人，应如何掌握热水袋的温度？

答：一般病人温度调节到 60～70℃，小儿、老人、局部知觉麻痹或麻醉未清醒的病人，温度调到 50℃，注意热水袋要加套或隔着毯子热敷，并经常更换热敷位置，以免发生意外。

低温麻醉术后的复温，理想的是通过调节室温来达到升温目的，如需加用热水袋时，水袋温度应控制在病人皮肤温度以上 1~2℃，同时严格强调热水袋要放在毛毯之外，避免直接接触病人的皮肤，以防烫伤。

六、危重病人抢救

156. 影响测量体温准确性的因素有哪些？

答：（1）生理变化　可随新陈代谢的上升而升高。

（2）时间　早晨 3~5 时最低，起床活动后逐渐上升，午后 5~7 时最高，晚上又逐渐下降。

（3）年龄　儿童比成年人略高，老年人偏低。

（4）性别　女性比男性稍高。

（5）此外，剧烈运动、情绪激动、大量食用蛋白质后以及外界气温升高等，均可使体温暂时轻度上升。

157. 体温调节中枢位于哪个部位？

答：位于丘脑下部。丘脑下部靠前区域为散热中枢，靠后侧区域为产热中枢。

158. 热型分哪几种？特点是什么？常见于何种疾病？

答：（1）稽留热　体温常在 39℃ 以上，持续数日或数周，日差不超过 1℃。常见于急性传染病，如伤寒、大叶性肺炎等。

（2）间歇热　体温骤然升高至 39℃ 以上，持续数小时或更长时间，然后很快下降至正常，再经一间歇时间后，又突然升高，如此反复发作。如疟疾等。

（3）弛张热　体温高低不一，日差大于 1℃，甚至可达

2～3℃，但最低温度仍在正常水平以上。常见于急性血吸虫病和化脓性疾病（如败血症）等。

（4）**不规则热**　为常见的一种热型，体温在一日中的变化不规则，持续时间不定。常见于风湿热、流行性感冒等。

159.机体通过哪些方式进行散热?

答:（1）**辐射散热**　将机体热量以热射线的形式散发于周围温度较低的空气中。

（2）**传导散热**　机体深部的热量以传导方式传至机体表层皮肤，再由皮肤传给直接接触的衣物，如临床上用冰帽冰袋为高热病人降温。

（3）**对流散热**　借助空气不断流动而将体热散发到空间的散热方式，受风速大小的影响，如用电扇进行降温。

（4）**蒸发散热**　外界温度等于或高于体温而不能借助辐射、传导及对流方式散热时，则借助蒸发进行散热，人体每蒸发1克水时要吸收0.6千卡热量，可以借助汗液蒸发带走大量体热，平时人体虽无可见汗液，但每24小时仍有400～600ml汗液称为不显汗，若高热用药物降温时，则由汗液蒸发带走大量体热以达到降温的目的。

160.为什么要加强对高温病人体温骤降的观察?

答:高热病人体温骤降时，常伴有大量出汗，以致造成体液大量丢失，年老体弱及心血管病人极易出现血压下降、脉搏细速、四肢冰冷等虚脱或休克表现，因此应注意观察。一旦出现上述情况，应立即配合医生及时处理。不恰当地使用解热剂，可出现类似情况，故对高热病人应慎用解热剂。

161.什么叫脉率、脉律、速脉、缓脉、间歇脉、脉搏

短绌?

答：**脉率**　每分钟脉搏搏动的次数。正常成人在安静时的脉搏每分钟为 60～100 次。

脉律　脉搏的节律性。正常脉捕的节律应是跳动均匀而间隔时间相等。

速脉　成人脉率每分钟超过 100 次称速脉。

缓脉　成人脉率每分钟低于 60 次称缓脉。

间歇脉　即在一系列正常均匀的脉搏中，出现一次提前而较弱的脉搏，其后有一较正常延长的间歇，称间歇脉或期前收缩。

脉搏短绌　单位时间内脉率少于心率。其特点是心律完全不规则，心率快慢不一，心音强弱不等，这种现象称脉搏短绌或无规律的不整脉。

162. 怎样观察异常脉搏?

答：注意速率的改变，节律的改变，脉搏强弱的改变，动脉壁的弹性和动脉走行深浅的异常。

163. 呼吸中枢位于何处?

答：呼吸中枢位于延脑和桥脑。

164. 何谓呼吸困难? 其表现如何?

答：具有速率、深浅度和节律改变的呼吸障碍称为呼吸困难。常表现为紫绀、鼻翼煽动、肋间隙凹陷，呼吸浅而急促，严重者可以出现意识障碍。

165. 呼吸困难分哪几种? 常见于哪些疾病?

答：(1) **吸气性呼吸困难**：见于上呼吸道狭窄疾病，如急性咽后壁脓肿。

(2) **呼气性呼吸困难**：见于肺弹性减弱与小支气管痉挛或狭窄性疾病，如支气管哮喘。

（3）混合性呼吸困难：见于广泛性肺部病变，或胸痛致呼吸受限，如重症肺炎。

166. 潮式呼吸的特点及其机理是什么？

答：特点是呼吸逐步减弱以至停止和呼吸逐渐增强两者交替出现。多见于中枢神经系统疾病、脑循环障碍和中毒等。

机理是当呼吸中枢兴奋性减弱时，呼吸减弱至停止，造成缺氧加重及血中二氧化碳潴留增多，此时通过颈动脉体和主动脉球的化学感受器反射性地兴奋呼吸中枢，引起呼吸由弱到强；但呼吸的进行使缺氧改善，血中二氧化碳分压降低，反射性的呼吸中枢兴奋作用下降，使呼吸减慢至停止，此时又造成缺氧加重、二氧化碳潴留增多，再次反射性地兴奋呼吸中枢，以至周而复始地进行，形成潮式呼吸。

167. 什么叫库斯毛耳氏呼吸？常见于哪些疾病？

答：此种呼吸的特点是呼吸深而快，是由于增高的氢离子对延髓二氧化碳敏感细胞和颈动脉体、主动脉化学感受器强烈刺激所致，见于尿毒症、糖尿病酮症伴有代谢性酸中毒时。

168. 呼吸困难时，病人出现三凹征，指的是什么？

答：呼吸困难出现三凹征，是指胸骨上窝、锁骨上窝和肋间软组织凹陷。

169. 何谓血压？收缩压？舒张压？

答：血压　血液在血管里流动时对血管壁侧的压力，称为血压。一般是指动脉血压而言，如无特别注明，都是指肱动脉的血压。

收缩压　当心脏收缩时，血液流入大动脉，冲击动脉管壁所产生的压力。

舒张压　当心脏舒张时，动脉壁弹性回缩所产生的压力。

170．成人血压计袖带的宽度和长度应是多少？袖带太宽或太窄对血压有何影响？

答：成人血压计袖带应为宽12cm，长24cm。袖带太窄，测得的血压值偏高；太宽，测得血压值偏低。

根据物理学上压强与受力面积成反比的原理，由于袖带过窄，则需要较高的空气压力，才能阻止动脉血流，故测得的动脉血压偏高。

171．用同一血压计分别测腘动脉及肱动脉的血压，所测得数值有何不同？

答：腘动脉测得的血压比肱动脉高2.6～4kPa（20～30毫米汞柱）。

172．病人在坐位或卧位时测量血压，应采取什么位置？

答：测病人肱动脉血压时，应先露出一臂至肘上，伸直肘部，手掌向上，使肱动脉与心脏在同一水平面上。坐位时，肱动脉应与第4肋软骨平；卧位时应与腋中线平。

173．目前在测量血压时采用mmHg和kPa两种计量单位，两者之间的关系是什么？

答：mmHg（毫米汞柱）作为读数单位，是指单位面积上所受汞的重量而言；而kPa（千帕斯卡—kilo Pascol）是指单位面积上所受力的大小（即压强）。

按计量单位换算：

1mmHg = 133.32Pa = 0.13332kPa

1kPa = 1/0.13332mmHg = 7.5mmHg

换算时可以7.5作为常数，kPa换算成mmHg时可乘7.5；mmHg换算成kPa时可除以7.5。

174. 对要求密切观察血压的病人，测量血压时应做到哪四定？为什么？

答：四定就是定时间、定部位、定体位和定血压计。做到四定就能排除以上四种客观因素对血压的影响，使测得的血压相对准确，有利于病情观察。

175. 影响血压的因素有哪些？

答：（1）心脏的收缩力与排血量。

（2）大动脉管壁的弹性。

（3）全身各部细小动脉的阻力及血液的黏稠性。

（4）有效循环血量。

176. 血管的外周阻力增加，对血压有何影响？

答：外周阻力增加，可使血压升高，主要是影响舒张压。如果其他因素不变，而小动脉中阻力增加，使动脉血流速度减慢，心舒张末期存留在动脉中的血流量增多，致使舒张压上升，脉压减小。

177. 观察瞳孔时应注意什么？

答：应注意观察两侧瞳孔的大小是否等圆、等大。观察时将手电光源从侧面迅速移向瞳孔并立即移开瞳孔，避免光照强度不一、反应不准确。

观察一侧瞳孔对光反应时，应将对侧瞳孔盖住，防止由于长时间光照反射造成瞳孔反应迟钝而掩盖病情。

178. 脑疝、阿托品中毒、吗啡中毒、敌敌畏中毒、蛛网膜下腔出血、水化氯醛中毒时，瞳孔有何变化？

答：脑疝时，双侧瞳孔大小不等或忽大忽小；阿托品中毒时，双侧瞳孔散大；吗啡、敌敌畏、水化氯醛中毒时，双侧瞳孔缩小；蛛网膜下腔出血时，一侧瞳孔散大，对光反射消失。

179.心脏骤停的临床表现?

答:(1)心音消失。

(2)脉搏摸不到,血压测不到。

(3)意识突然丧失,或在一短阵的抽搐之后出现意识丧失,抽搐常为全身性,多发生在心脏停搏后 10 秒钟内。

(4)呼吸断续呈叹气样,以后呼吸停止。

(5)昏迷多发生于心脏停搏后 30 秒钟。

(6)瞳孔散大多在心脏停后 30~60 秒钟出现。

180.心肺复苏(CPR)的定义?

答:对发生急性循环、呼吸机能障碍的病人采取的急救措施,称谓心肺复苏。

181.复苏抢救工作通常分几个步骤?

答:(1)初期处理(即现场抢救):是复苏成败最重要的环节,通常在院外由非专业人员执行,采用心肺复苏术不间断地维持生命器官的血液灌注,直至专业人员到达。

(2)二期处理:由专业人员执行,采用急救设备,如气管插管给氧,静脉输液给药,心电图监测等,消除致命性心律失常,以保证转送途中的安全。

(3)后期处理(即心脏复跳后处理):心脏骤停后,全身重要器官和组织,尤其是脑、心、肝、肾的缺血、缺氧,发生不同程度的功能损害,代谢紊乱,酸碱平衡及水电解质失调,均需尽快纠正,原发病也需积极治疗。因此后期处理是防止心脏再度停搏和后遗症,保证病人健康成活的重要环节。

182.心肺复苏初期处理的 A、B、C 三步骤,具体如何操作?

答:A、B、C 三个步骤必须依次进行,不能颠倒或偏废。

A.开放气道　猝死病人肌肉张力降低，舌肌松弛而后坠，阻塞气道。故应立即使病人仰卧，头偏向一侧，将口腔内分泌物掏出，保持呼吸道通畅。舌后坠时，可用食指和中指并拢，抬举其下颌，这样可使舌离开声门，气道即被打开。

B.人工呼吸　口对口人工呼吸或简易呼吸器人工呼吸。口对口人工呼吸时，应一手抬高病人的下颌，使其张口而打开气道，另一手捏闭鼻孔，立即进行口对口连续吹四口大气。

C.胸外心脏按压建立人工循环　吹四口气后，摸颈动脉有无搏动，如仍无搏动，可进行心前区扣击 3～4 次后，立即进行胸外心脏按压。按压时，双手交叉重叠按压胸骨。

183.胸外心脏按压的原理？

答：以往认为胸外心脏按压的作用是通过按压胸骨，间接的挤压心脏，按压——心脏排血，放松——心脏舒张充盈。因此主张胸外按压应带冲击式的，即按压时间短，放松时间长，两者所占时间比例约 1:2。

目前认为，胸外按压并不是挤压心脏驱动血液循环，实验证明，按压胸骨驱动血流的作用在于改变胸内压力。按压主要使胸腔内压力上升，包括心脏、胸腔内的动静脉内压力均同等程度提高。动脉内压力上升，驱使血液流向全身，而静脉瓣则阻止胸腔内静脉的血返流，因此在末梢动—静脉间形成压力差，使动脉血经毛细血管床流向静脉。故胸外按压不要求带冲击式，只要有节律、均匀地进行即可。

184.口对口人工呼吸的原理？

答：术者的口直接对准病人的口，将呼气吹入病人肺中，再利用病人胸廓及肺脏的自行回缩，将气体排出，以此反复进行。口对口人工呼吸只适用于无呼吸道阻塞的病人。

185. 单人或双人实施心肺复苏时，人工呼吸与心脏按压的比例各要求多少？

答： 单人法人工呼吸与胸外按压的比例为 2:15，即吹 2 口气，作胸外按压 15 次，如此交替。胸外按压的频率为 80～100 次/分。

双人法人工呼吸与胸外按压的比例为 1:5，即吹 1 口气，作胸外按压 5 次，如此交替。胸外按压的频率为 60～80 次/分。注意吹气应在放松按压的间歇中进行，肺部充气时，切不可按压胸部，以免损伤肺部和降低通气效果。

186. 心腔内注射在哪个部位？

答： 心腔内注射部位在胸骨左缘第 4 肋间旁开 1 厘米处。

187. 心腔内注射未抽到回血的原因是什么？此时即注入药物会引起什么后果？

答： 心腔内注射抽不出回血的原因，一种可能是未刺到心腔；另一种可能是刺在心肌上。两者注药均无效果，后者可因注入的某些药物对心肌的刺激，引起室颤及导致心肌坏死。

188. 心肺复苏的有效指征？

答： (1) 瞳孔缩小，表示大脑有足够氧和血液的供应。

(2) 每次按压时有颈动脉搏动，上肢收缩压在 60mmHg 以上。

(3) 刺激眼睑有反应。

(4) 有自主呼吸出现。

(5) 紫绀减轻，颜面、口唇、甲床及皮肤色泽红润。

189. 正常成人24小时最少应排出多少尿才能将体内代谢产物排出?

答: 24小时内至少排出500ml以上。

190. 常用的利尿剂有几种?

答: 常用的利尿剂有两种:

(1) 排钾利尿剂:有双氢克尿塞、利尿酸钠和速尿。

(2) 保钾利尿剂:有安体舒通和氨苯喋啶。

191. 使用利尿剂时,护理上应注意什么?

答: (1) 开始服用利尿药时,每日需严格记录出入量及测体重。

(2) 应用利尿剂最好在早晨或上午,以免用药后夜间多尿而影响病人休息。

(3) 防止电解质紊乱,如失盐性低钠综合征、丢钾所致的低血钾。

(4) 强利尿剂一般主张间歇使用,以保证体液和电解质的重新平衡。

(5) 水肿严重的病人,在作肌注时,应将水肿组织压瘪,再从压瘪处进行深层注射,否则药物注入水肿层组织,不易产生疗效。

(6) 用药后效果不佳,仍少尿或无尿时,提示病情危重。

192. 血气分析包括哪些项目?检验指标分几类?

答: 血气是血液气体分析的简称,是测定人体内酸碱平衡的方法。

血气分析是指在当天大气压条件下,用隔绝空气的血标本与一定浓度的气体相结合,而测得人体内的 pH(酸碱度)、$PaCO_2$(二氧化碳分压)、PaO_2(氧分压)、BE

（剩余碱）、SB（标准碳酸氢）、HCO₃（碳酸氢根）、TCO₂（二氧化碳总量）、SaO₂（血氧饱和度）等项目的值。

检验指标有三大类：一类是酸碱度，二类是呼吸指标，三类是代谢指标。通过这些指标，可判断出病人酸碱失衡的情况。

193. 血气分析检查项目的正常值？

答：pH（酸碱度）$7.35 \sim 7.45$

$PaCO_2$（二氧化碳分压）$35 \sim 45mmHg$（$4.67 \sim 6.0kPa$）

PaO_2（氧分压）$70 \sim 100mmHg$（$9.33 \sim 13.33kPa$）

BE（剩余碱）$0 \pm 3mmol/L$（mEq/L）

SB（标准碳酸氢盐）$22 \sim 27mmol/L$（$22 \sim 27mEq/L$）

HCO_3（碳酸氢根）$24 \sim 32mmol/L$（$24 \sim 32mEq/L$）

TCO_2（二氧化碳总量）$22 \sim 33mmol/L$（$22 \sim 33 mEq/L$）

SaO_2（血氧饱和度）$95\% \sim 98\%$

194. 心肺复苏抢救中需开放静脉时，为什么要选择上肢静脉？

答：上肢静脉系统的静脉瓣比较健全，在作胸外按压时，能有效地促进上腔静脉血液的环流；而下腔静脉系统的静脉瓣不太完善，胸外按压时，对下腔静脉血液的驱流作用差。故在复苏抢救中一般都选择上肢静脉输液，效果比较好。

195. 中心静脉压的正常值是多少？其增高、降低的临床意义是什么？

答：中心静脉压的正常值是 $8 \sim 12$ 厘米汞柱。

中心静脉压低于 5 厘米汞柱，提示有效循环血量不足，应快速补充血容量；中心静脉压高于 15～20 厘米汞柱，提示血容量过多或心脏排血量较明显减少，有发生肺水肿的危险，应减少输液量，酌情考虑给予快速洋地黄制剂等措施。

196. 气管切开的合并症有哪些？

答： 有感染、出血、窒息、气管食管瘘、皮下气肿、气胸等。

197. 使用人工呼吸器的适应证有哪些？

答： 可用于各种原因（疾病、中毒、外伤等）所致的呼吸停止或呼吸衰竭的抢救，以及麻醉期间的呼吸管理。

198. 哪些病人禁用呼吸器？

答： 张力性气胸、肺大泡、低血容量性休克、肺纤维化等病人禁用呼吸器。

199. 为什么低血容量性休克病人禁用呼吸器？

答： 使用呼吸器后，胸腔成为正压，造成回心血量减少，使有效循环血量减少，血压下降。低血容量休克病人有效循环血量不足，血压下降，若再应用呼吸器，使病人有效循环血量更趋减少，休克更加严重。

200. 为什么肺大泡病人禁用呼吸器？

答： 慢性气管炎、肺气肿等疾患，由于肺泡壁营养不良，肺泡壁破裂形成肺大泡。使用呼吸器时肺内压力增高，有引起肺大泡破裂而形成气胸的危险。

201. 张力性气胸病人做闭式引流前为什么不能使用呼吸器？

答： 自发性气胸是肺泡及脏层胸膜破裂，空气经过破口进入胸腔造成的。张力性气胸时，破口呈活瓣状，空气只能随吸气进入胸腔，不能自胸腔排出而压迫肺脏。此时若使用呼吸器，会将更多的气体吹入胸腔，使气胸加剧，闭式引流术可将胸腔内的气体不断排出，保持胸腔内负压，故此时再使用呼吸器则可避免上述弊病。

202.肺纤维化病人为什么禁用呼吸器？

答：肺纤维化时，肺正常组织被纤维组织所代替，失去正常气体交换功能，为无功能肺。此时使用呼吸器，非但无效，反而机械地扩张肺组织，易使肺泡损伤。

203.超声雾化吸入的原理是什么？

答：当超声波发生器输出高频电能时，使水槽底部的晶体换能器发生超声能，作用于雾化罐内的液体，破坏了药液的表面张力和惯性，使其成为微细的雾滴，通过导管输送给病人。

204.氧气吸入的适应证？

答：（1）因呼吸系统疾病而影响肺活量者。

（2）心脏动能不全，使肺部充血而致呼吸困难者。

（3）各种中毒引起的呼吸困难。

（4）昏迷、脑血管意外、大出血休克、分娩产程过长等。

205.氧气筒上的压力表读数指的是什么？

答：压力表上指针所示读数，指示筒内氧气的压力，以千克/平方厘米表示。筒内压力越大，说明氧气贮存的量越多。

206.氧气装置上的流量表有什么作用？读数怎么表示？

答：流量表用以测量每分钟氧气的流出量。流量表内装有一浮标，当氧气通过流量表时，将浮标吹起，从浮标上方平面所指刻度，以测得每分钟氧气的流出量。其读数以升/

分表示。

207. 鼻导管低流量给氧，氧浓度如何计算？

答： 可按公式：浓度% = 21 + 4 × 氧流量。

例如氧流量为 2 升/分，导管给氧时，氧浓度为 21 + 4 × 2 = 29（%）。

208. 氧吸入插管时，应在什么时候调节流量？为什么？

答： 使用氧气时，应先调节流量而后插管；使用时，应先拔管，再关闭氧气开关。以免一旦拧错开关，大量氧气突然冲入呼吸道而损伤肺部组织。

209. 氧气吸入装置，近年来为什么主张一位病人用一套装置？

答： 随着医疗技术的日益更新，细菌菌种不断发生变化，菌种耐药性能增强等因素，给医院内感染控制，带来十分严重的问题。

以往教课书上规定，病人吸氧后应及时更换鼻导管。但目前发现在吸氧过程中，病人之间的交叉感染严重，随着病人呼吸道的带菌，不仅污染鼻导管，同时上行性的污染鼻管以上的部分，包括玻璃接头，橡皮连接管及湿化瓶，污染程度相当严重，造成医院内获得性感染率的上升。为了保障住院病人的安全，在吸氧疗法时必须每人用一套系列氧设备装置，以控制感染的扩散。

210. 使用氧气应注意哪些事项？

答：（1）注意用氧安全，做好防震、防火、防热、防油等工作。氧能助燃，应放在阴凉处，严禁接近烟火和易燃物；不可在氧气表螺旋口上抹油；氧气筒内压力很高，搬运时避免倾倒、撞击、防爆炸。

（2）使用氧气时，不要在病人插管的情况下调节流量表，避免氧气冲入呼吸道损伤肺组织。

（3）用氧过程中，应经常观察缺氧情况有无改善，氧装置是否通畅，有无漏气，以保证有效吸氧。持续用氧者，每天更换鼻管或每班更换鼻管，并插入另一鼻孔，以防止鼻管堵塞及减少对鼻黏膜刺激。

（4）使用筒装氧气，不要等筒内氧气用尽，应在压力降至 5 千克/平方厘米时及时换筒。

211. 为什么慢性肺心病病人要采用持续低流量给氧？

答：慢性肺心病病人，因长期动脉二氧化碳分压增高，呼吸中枢对二氧化碳刺激的敏感性降低，主要依靠缺氧刺激主动脉体和颈动脉窦的化学感受器，通过反射维持呼吸。此时给患者大流量氧气，使血氧分压骤然增高，而缺氧解除，通过颈动脉体反射性刺激呼吸的作用减弱或消失，致使呼吸暂停或变浅，反而加重二氧化碳潴留和呼吸性酸中毒，所以要低流量持续给氧。

212. 急性左心衰竭病人给氧时应注意什么？

答：给氧时应在湿化瓶中加入酒精，浓度为 30% ~ 70%。因为酒精可减低肺内泡沫的表面张力，使其破裂，消除泡沫，改善通气，改善缺氧，要给予高流量吸氧（4~6升/分）。

213. 昏迷病人容易发生哪些合并症？

答：①褥疮；②呼吸道并发症如吸入性肺炎；③角膜干燥发炎、溃疡或结膜炎；④口腔炎。

七、护理医学基础知识

214. 血液由哪几部分组成？

答：血液由细胞部分和液体部分组成。细胞部分包括红细胞、白细胞、血小板。液体部分称血浆，含有大量水分和多种化学物质，如蛋白质、葡萄糖、无机盐等。

215．血清与血浆的主要不同点是什么？

答：血清是血液凝固后所分离出的淡黄色透明液体，其化学成分与血浆并不完全相同，其中一个主要的差别是血清中不含有纤维蛋白原。

216．血液中的血浆蛋白包括哪几种？

答：有白蛋白、球蛋白、纤维蛋白原三种。

217．成人全身血液大约占体重的多少？

答：男子约占体重的8％，女子约占体重的7.5％。

218．人体内的电解质是什么？

答：在人体的体液中含有无机盐和一些有机物（如蛋白质），它们多以离子状态存在，带有正电荷（阳离子）或负电荷（阴离子），称其为电解质。在体液中的主要电解质有 Ca^{2+}、Na^+、K^+、Mg^{2+} 和 HCO_3^-（碳酸氢根离子）、Cl^-、HPO_4^{2-}（磷酸氢根离子）、SO_4^{-2}（硫酸根离子）、蛋白质等。

219．什么叫二氧化碳结合力？正常值是多少？

答：在体内代谢过程中，产生的酸多于产生的碱，因此，缓冲酸的作用经常成为主要矛盾。而缓冲酸的主要物质又是 $\dfrac{NaHCO_3}{H_2CO_3}$ 中的 $NaHCO_3$。如果体内产酸过多，则 $NaHCO_3$ 的含量就会减少。所以了解血浆中 $NaHCO_3$ 的含量，便可间接知道体内酸碱的情况。而 $NaHCO_3$ 不易直接测定，在临床上通常利用二氧化碳测定仪器。放进定量的血浆并加入酸（如乳酸），使酸与血浆中的 $NaHCO_3$ 起反应，释放出 CO_2，测定释放出的 CO_2 的量，并将其折算成 100ml 血浆中释放出的 CO_2ml 数，称此为血浆 CO_2 结合力或 CO_2 结合量。

二氧化碳结合力的正常值：50～62.7 容积%或 50～70 容积%。

220.什么叫 pH 值？

答：用来表示溶液酸碱度的一种指标，或是指溶液氢离子（H^+）浓度的负对数。

221.体液包括哪些成分？

答：体液包括细胞内液、细胞间液、血浆。

222.正常人体液总量占体重的多少？

答：正常人体液总量占体重的 60%。细胞内液占体重的 40%；细胞外液占体重的 20%，包括血浆和细胞间液。

223.正常人体内新陈代谢活动必须保持哪四方面的动态恒定？

答：（1）体液的总量和其分布保持恒定。

（2）体液中各种电解质的浓度及彼此间的比例保持恒定。

（3）体液的渗透压保持恒定（在 280～320 毫渗透分子/升）。

（4）体液的酸碱度保持恒定（pH 值 7.35～7.45 之间）。

224.什么叫渗透压？

答：当两种不同浓度的溶液，置于一容器内并用一个半透膜隔开时（半透膜只允许水分子通过，溶质不能通过），由于溶质微粒对水有一定的吸引力，故高浓度溶液中的溶质则把水分从低浓度溶液中吸过来，即水自低浓度溶液流向高浓度溶液。通常把这种促使水流动的吸引力称做渗透压。

225.什么叫晶体渗透压？胶体渗透压？

答：血浆总的渗透压是由两部分组成的，一部分是由低分子化合物，主要是无机盐等（如钾、钠）引起的，叫晶体渗透压；另一部分是由高分子化合物（如血浆蛋白）引起的，叫胶体渗透压。

226.什么叫等渗溶液？低渗溶液？高渗溶液？

答：两种相同浓度的溶液，渗透压相同，称两者为等渗溶液，如常用的生理盐水或5%葡萄糖液，与血浆之间渗透压相等，将血球放入其中不会发生因渗透压不同所致的溶血，故医学上称它们为等渗溶液（即等张溶液）。

比血浆渗透压低的叫低渗溶液，如蒸馏水等。

比血浆渗透压高的叫高渗溶液，如0.9%以上的氯化钠溶液等。

227.5%葡萄糖生理盐水溶液为几张液？

答：将生理盐水做为溶媒，内加葡萄糖，使后者浓度达5%的葡萄糖液，这个溶液的张力是586毫渗透分子/升（278＋308），看起来是双张液，但静脉注入体内后，只有生理盐水维持其张力，葡萄糖在体内不久即被氧化成二氧化碳和水，同时供给了热能或以糖原的形式贮存于肝细胞内，失掉它原有的张力，所以这一溶液实际上仍然是等张液。

228.5%碳酸氢钠溶液为几张液？

答：5%碳酸氢钠溶液的渗透压为1190毫渗透分子/升，在临床上可用于纠正代谢性酸中毒，为4⁻张液。如以1份5%碳酸氢钠加2份5%葡萄糖液，可稀释为1⁺张液。

229.11.2%乳酸钠溶液为几张液？如何配成等张液？

答：11.2%乳酸钠溶液的渗透压为2000毫渗透分子/升，为6张液。在临床上往往要稀释为等张液方可使用，即1份11.2%乳酸钠溶液加5份5%葡萄糖溶液，稀释为1/6克分子的乳酸钠溶液，此为等张液。可用于纠正代谢性酸中毒。

230. 什么叫脱水？引起脱水的主要原因是什么？

答：临床上泛指失水、失盐为脱水，但严格地讲，脱水应指机体水分的丢失和溶质浓度上升。

引起脱水的原因主要是体液丢失过多（由于呕吐、腹泻、大汗、利尿、胃肠减压、肠瘘、灼伤后创面渗液、腹腔漏出、渗出和肠梗阻等）或摄入液体量不足。

231. 何谓高渗性、等渗性、低渗性脱水？

答：高渗性脱水　丢失的水多于盐，细胞外液渗透压高于细胞内液，因此细胞内液进入细胞外液而致细胞内脱水。常见于急性腹泻伴高热，多汗而饮水不足者。

等渗性脱水　体液中水和电解质丢失基本平衡，细胞内、外液的渗透压无多大差异。常见于急性胃肠炎、婴幼儿腹泻、胃肠减压等大量丢失消化液的病人。

低渗性脱水　丢失的盐多于水，细胞外液不仅容量减少，而且渗透压也低于细胞内液，因此细胞外液的水分进入细胞内。常见于长期禁盐而又反复用利尿剂的病人，如慢性肾炎、慢性充血性心力衰竭的病人。

232. 何谓水中毒？

答：其特点为体内水分潴留过多，而盐分相对较少，过多的水则进入细胞内，形成细胞水肿，此时称为水中毒。根据体液渗透压的不同，体液过多可分为三种：一种为高渗性体液过多或盐中毒，极少见；另一种为等渗性体液过多，即通常的水肿，较常见；第三种为低渗性体液过多，即水中毒，也较少见。

233. 血钠正常值是多少？请根据以下血钠值：（1）血钠 < 130 毫当量/升；（2）血钠 > 150 毫当量/升；（3）血钠为 130～150 毫当量/升，判断是哪种脱水？

答：血钠正常值是 136～146 毫当量/升。

（1）血钠 < 130 毫当量/升时，为低渗性脱水。

（2）血钠 > 150 毫当量/升时，为高渗性脱水。

（3）血钠为 130～150 毫当量/升时，为等渗性脱水。

234. 什么叫微循环？它的基本功能是什么？

答：小动脉与小静脉之间的微细血管中的血液循环称为微循环。

它的基本功能是实现物质交换，即向各组织细胞运送氧气和养料，带走组织细胞代谢所产生的废物。

235. 什么叫休克？

答：休克是急性循环功能不全所致的一组综合征，常是临床各种严重疾病的并发症。其发生的基本原因是有效循环血量不足，引起组织器官的微循环灌注不良。临床上表现为四肢厥冷、面色苍白或紫绀、血压下降（收缩压 < 80 毫米汞柱）、脉搏快弱、尿量减少、烦躁不安、反应迟钝、神志模糊、甚至昏迷死亡。

236. 休克的分类及病因？

答：（1）低血容量性休克（失血性休克）　因大量失血（内出血或外出血）、失水（呕吐、腹泻等）、严重创伤引起的大量血液、血浆、水分的丢失，使血容量突然减少，致使回心血量减少，心输出量随之急剧减少而导致休克。常见于消化道大出血、内脏破裂、大血管破裂等。

（2）创伤性休克 创伤后大量失血及组织破坏后分解产物的释放与吸收，引起毛细血管扩张和通透性增加，有效循环量进一步减少，导致重要脏器灌注量不足，而引起休克。常见于胸腹部创伤、血气胸、骨折、颅脑损伤等。

（3）感染（中毒）性休克 由革兰氏阴性杆菌（大肠杆菌、绿脓杆菌）感染产生的内毒素，或革兰氏阳性球菌（金黄色葡萄球菌、肺炎双球菌、溶血性链球菌）感染所产生的外毒素，以及病毒、霉菌等，都可引起感染性休克。常见于大面积烧伤、脓毒败血症等。

（4）心源性休克 由各种心脏病变，使心肌收缩功能急剧减退或舒张期充盈不足而造成心输出量减少所致。常见于急性心肌梗塞、急性心肌炎、严重心律失常等。

（5）过敏性休克 病人对某些药物或生物制品产生速发型过敏反应而引起。过敏反应是外来的抗原物质作用于人体产生相应的抗体，抗原抗体作用后在致敏细胞释放出血清素、组织胺、缓激肽等物质，使周围血管扩张，毛细血管床扩大，血容量相对不足，再加上血浆渗出，血压下降而发生休克。如青霉素过敏性休克等。

（6）神经性休克 由于神经作用，使周围血管扩张，有效血容量相对不足而引起。常见于外伤、剧痛、寒冷、恐惧、脊髓损伤或麻醉等。

237. 休克过程中，微循环改变分为哪几个阶段？

答：可分为四个阶段。即缺血性缺氧阶段；滞留性缺氧阶段；弥漫性血管内凝血阶段与器官衰竭阶段。

238. 休克的主要临床表现有哪些？

答：休克可分为三期，三期的临床表现不尽相同。

（1）休克早期 病人神志清楚，但烦躁不安，面色苍白，四肢湿冷，伴轻度紫绀，皮肤花斑，出冷汗，心率增快，血压正常或偏低，脉压缩小，尿量减少。

（2）**休克中期** 表情淡漠，反应迟钝，意识模糊，面色青灰，紫绀加重，脉细弱，血压下降，脉压明显缩小，口渴明显，少尿或无尿。

（3）**休克晚期** 因弥漫性血管内凝血和广泛内脏器质性损害引起出血和衰竭的临床表现，如皮肤黏膜广泛出血、呕血、便血等，以及心、脑、肾、肾上腺皮质功能衰竭，急性呼吸衰竭。

239.临床上对休克病人观察的要点是什么？

答：（1）意识和表情。（2）皮肤色泽、温度、湿度。（3）周围静脉充盈度。（4）血压及脉压差。（5）脉率。（6）呼吸频率和深度。（7）尿量及比重。（8）中心静脉压。

240.严重休克病人为什么无尿？

答：严重休克病人可发生微循环功能的严重障碍，引起组织灌流极度不足。此时肾血流量明显减少，以致造成肾缺血，肾素增多，引起了肾血管进一步收缩，肾小球滤过更为减少甚至停止，造成少尿或无尿。与此同时，休克引起的肾实质损伤，亦加重了少尿或无尿的程度。

241.休克病人为什么要观察尿量？

答：休克病人单位时间内尿量的多少可以直接反映休克的程度。如每小时尿量达 30ml 以上是休克缓解的可靠指标，不足这个量就要采取积极治疗措施。

242.何谓弥漫性血管内凝血（DIC）？

答：在休克、感染、创伤、肿瘤等许多疾病发展过程中，微血管内（主要是毛细血管和小静脉内）可发生广泛的纤维蛋白沉积和血小板的聚集，即广泛地形成微血栓，称此为弥慢性血管内凝血。

243.什么叫抗原？什么叫抗体？

答：能够刺激机体产生免疫反应，并能受免疫反应排斥的物质叫做抗原。抗原具有两种性能：一种是免疫原性，即能刺激机体产生免疫物质——特异性抗体和致敏淋巴细胞；另一种是反应原性，即能与机体内相应的抗体和致敏淋巴细胞发生反应。

机体接受抗原刺激后，在体液中出现的特异性免疫球蛋白，叫做抗体。抗体同样具有特异性，只能和相应的抗原发生反应。

抗原与抗体是一对矛盾，矛盾的双方是互相依存的。没有抗原的刺激，抗体就不会产生；有了抗体而没有抗原。抗体也就不起作用了。

244.下列制剂中哪些是抗原？哪些是抗体？

答：

（1）类毒素	抗原
（2）卡介苗	抗原
（3）破伤风抗毒素	抗体
（4）免疫球蛋白	抗体
（5）胎盘球蛋白	抗体
（6）青霉素	半抗原
（7）免疫球蛋白 E（IgE）	抗体
（8）麻疹疫苗	抗原
（9）白喉抗毒素	抗体

245.什么是乙肝的三大抗原抗体系统？

答：在乙肝病毒感染过程中，至少出现三种不同的抗原，而机体感染病毒后能产生相应的三种抗体，从而形成乙肝的三大抗原抗体系统。即：

(1) 表面抗原-抗体系统。表面抗原（HBAsg），表面抗体（抗-HBs）；

(2) 核心抗原-抗体系统。核心抗原（HBcAg），核心抗体（抗-HBc）；

(3) e抗原-e抗体系统。e抗原（HBeAg），e抗体（抗-HBe）。

246. 抽血查表面抗原-抗体有什么临床意义？

答：表面抗原具有抗原性，它能刺激机体产生抗乙肝表面抗原的抗体，即表面抗体。其本身不具有传染性，因此不能作为传染性的标志，可作为乙肝病毒感染的标志。

表面抗体检测，可作为对乙肝病毒感染是否有免疫力的一种标志，表面抗体主要为 IgM 和 IgG，它是中和抗体，可以在一定程度上保护机体免受乙肝病毒的感染，多数病例随表面抗体的出现，表面抗原可消失。

247. 抽血查核心抗原—抗体有什么临床意义？

答：核心抗原是丹氏颗粒的核心部分，只存在于受感染的肝细胞核中，血液中无游离的核心抗原存在，故一般不能在血中析出。它具有抗原性，也有感染性，并刺激人体产生核心抗体。

核心抗体是非保护性抗体，其存在是乙肝病毒复制的标志。它多与其他乙肝病毒其他标记物同时存在，部分病人血清中也可仅有核心抗体。根据核心抗体 IgG 与 IgM 之区分，两者存在有不同的意义。单独 IgG 存在，常说明为既往的感染；而核心抗体滴度高或 IgM 阳性，常说明乙肝病毒复制活跃。

248. 抽血查 e 抗原-抗体有什么临床意义？

答：e抗原是在表面抗原阳性者血清中发现的一种抗原。它是乙肝病毒的核心成分之一，在乙肝病毒繁殖时大量产生，是乙肝病毒感染所特有的物质，同时还有表面抗原，它们一起和核内的核心抗原装配成完整的乙肝病毒。因此 e抗原是乙肝病毒传染性的指标，e抗原阳性者血清中丹氏颗粒较多，感染性较大。

e抗体阳性时，血清中丹氏颗粒较少，感染性较小。

249. 抽血查"乙肝五项"是指哪些内容？

答：即抽血查表面抗原（HBsAg）、表面抗体（抗－HBs）、e抗原（HBeAg）、e抗体（抗 HBe）、核心抗体（抗—HBe）。

250. 什么叫"三阳"，它说明什么？

答："三阳"即表面抗原阳性，e抗原阳性，核心抗体阳性。说明该病人有乙肝病毒感染，并具有传染性，乙肝病毒有复制。

251. 什么叫变态反应？

答：变态反应就是人体受某些抗原物质刺激后引起的一种过强的免疫反应。此种反应造成了组织损伤、生理功能紊乱等一系列病理生理过程。例如，注射青霉素发生哮喘或过敏性休克，服某些药物后引起血细胞减少，都属变态反应。

252. 何谓免疫？

答：免疫是机体识别和排除非己抗原性异物，以维护内部环境平衡和稳定的生理功能。免疫功能包括：防御、自身稳定、免疫监视三种功能。

253. 什么是体液免疫？细胞免疫？

答：体液免疫：人体接受病原微生物等抗原物质的刺激后，使体内具有免疫功能的淋巴细胞转化、增殖成为浆细胞，浆细胞可产生特异性的免疫球蛋白，称之为抗体。抗体分布于体液内，有特异性的免疫作用。这种由于体液内抗体产生而引起的免疫，叫做体液免疫。

细胞免疫：在病原微生物等抗原物质的刺激下，人体内一些具有免疫功能的淋巴细胞，可被抗原致敏，并发生转化、增殖形成致敏淋巴细胞。这些致敏淋巴细胞遇到曾经使它致敏的抗原物质时，就能释放出多种淋巴因子，产生特异性细胞免疫作用。

254. 什么是免疫抑制剂？

答： 人体的免疫反应具有两重性，免疫反应能够抵抗感染，保护人体，这是对人体有利的一面，而免疫反应能够损伤组织，引起疾病，又是对人体不利的一面。在临床上遇到对人体不利的免疫反应时，可选用一些治疗方法抑制这种免疫反应。阻止或抑制免疫反应，而起治疗作用的制剂称为免疫抑制剂。

255. 何谓人工被动免疫？举例说明。

答： 将已有免疫的人或动物的血清注射给易感者，能迅速获得免疫力，称为人工被动免疫。但维持的时间不长，如破伤风抗毒素、白喉抗毒素、胎盘球蛋白及免疫球蛋白等。

256. 何谓疫苗？

答： 用减低了毒性的病原体或其代谢产物，接种于人体内，能刺激人体自动产生免疫力，这种物质称为疫苗，如麻疹疫苗、卡介苗等。

257. 什么叫酶元？

答： 有些酶刚产生出来时没有活性（没有催化能力），此时称为酶元，它需要被其他物质激活，才能成为有活性的酶。如胃液中的胃蛋白酶元，没有酶的活性，当被胃酸（盐酸）激活后，则变成有活性的胃蛋白酶。

258. 什么叫酶、辅酶？两者有何关系？

答：酶是一种蛋白质，是人体组织细胞制造的一种生物催化剂。有的酶除有蛋白质部分外，还有非蛋白部分，前者称为酶蛋白，后者为辅酶。酶蛋白与辅酶单独存在时均无活性，只有当两者结合在一起构成全酶后才有催化活性。

259. 病理情况下浆膜腔内渗出液与漏出液形成的机理有何不同？各举一种临床常见的疾病。

答：人体的体腔（胸腔、腹腔和心包腔等）在生理状态时含有少量液体，借以滑润浆膜，减少摩擦。在病理情况下，可产生大量液体，按其性质的不同，可分为渗出液和漏出液两种。

渗出液主要是由于感染或理化刺激造成浆膜组织的血管通透性增高，使血管内的液体和细胞成分等向外渗出而形成。例如化脓性胸膜炎的胸腔积液。

漏出液是由于浆膜组织的血管内外压力平衡失调，造成血液中水分、电解质及少量蛋白质漏入浆膜腔而形成的。例如肝硬化时门静脉压增高，腹腔脏器血液回流受阻，加之淋巴回流受阻，使水分、电解质等向腹腔内漏出，形成腹水。

260. 什么叫缺氧？

答：机体组织器官的正常生理活动，必须由氧化过程供给能量。当组织得不到充分的氧气或不能充分利用氧，以进行正常的代谢活动时，叫做缺氧。

261. 何谓紫绀？产生的原因是什么？

答：紫绀又称发绀或青紫，常为缺氧的一种临床表现。

发生紫绀时，可在皮肤较薄、色素较少、血流较为丰富的部位（如口唇、耳垂、鼻尖、指或趾的甲床）观察到紫蓝色改变。产生的原因大多是由于缺氧，红血球中还原血红蛋白浓度增高所致。少数是由于血液中含有异常血红蛋白衍化物造成。

262. 什么叫酸中毒？什么叫碱中毒？

答： 酸中毒或碱中毒是指由于某些致病因素引起体内酸碱平衡失调，此时血浆内主要缓冲剂 $\dfrac{NaHCO_3}{H_2CO_3} = \dfrac{20}{1}$ 的比值发生变化，造成体液酸碱度（pH 值）的变化。体液的 pH 值小于 7.35 时为酸中毒，大于 7.45 时则为碱中毒。

263. 什么叫胸内负压？

答： 胸膜腔内的压力在整个呼吸过程中都低于大气压，即为负压，故称为胸内负压。

264. 什么叫机体代偿？

答： 在疾病过程中，有些组织或器官受到损害而发生结构和功能的失常，但机体可通过调动健存的组织，以补偿功能的不足，这个过程叫代偿。

265. 什么是 CT？CT 与 X 线摄影有何不同？

答： 电子计算机体层扫描简称 CT。CT 机主要包括扫描、信号转换与贮存、电子计算、记录与显示、控制等部分。

CT 与 X 线摄影不同，它不是将立体器官的影像投照在一平面上，而是利用 X 线对检查部位进行扫描，透过人体的 X 线强度由检测器测量，经信号转换装置和电子计算机处理，构成被检查部位的横断面图像，可供直接阅读，也可用照相机拍摄保留，避免了在 X 线摄影中影像互相重叠的缺陷。

266. 常用的心电图导联有哪些?

答： 常用的心电图导联有三种：

(1) 标准导联：有Ⅰ、Ⅱ、Ⅲ导联；

(2) 加压单极肢体导联：有 avR、avL、avF；

(3) 单极胸导联：V_1、V_2、V_3、V_4、V_5、V_6导联。

267. 正常心电图包括哪几个波形? 各波的意义是什么?

答： 正常心电图是由 P、Q、R、S、T 等各波组成。此外尚有 U 波与 P—R 段，S—T 段等。

典型心电图图解请见第 74 页。

P 波：是反映左、右两心房除极过程中电位变化的波形。

P—R 段：由 P 波终了至 Q 波起始的一段平线。这段时间反映激动由心房传至心室的过程。

QRS 波群：是反映左、右心室除极过程中电位变化的综合波形。典型的 QRS 波群包括三个紧密相连的波：第一个向下的波叫"Q"波；第二个向上的波叫"R"波；与 R 波相衔接的又一个向下的波叫"S"波。因这三个波紧密相连，总时间不超过 0.1 秒，故总称为 QRS 波群。

S—T 段：由 S 波终了至 T 波起始的一段平线。S—T 段代表左、右心室除极完毕之后到复极，再度在体表产生电位差之前的一段时间。

T 波：是反映心室肌复极过程中电位变化的波形。T 波在 S—T 段之后发生，波形较低而占时较长。

U 波：T 波之后有时可看到一个很小的与 T 波方向一致的波形，它可能代表心肌激动的"激后电位"。

268. 何谓高压氧治疗? 它有何特点?

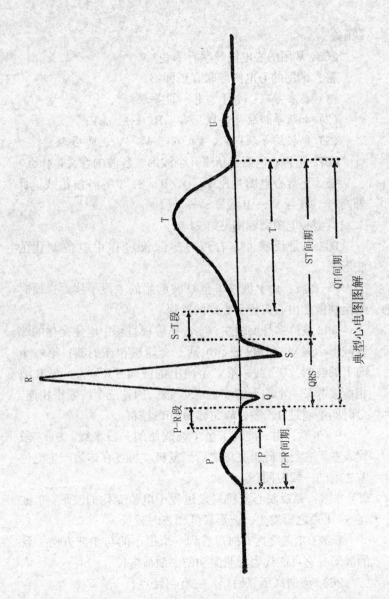

典型心电图图解

答： 人体在一个大气压力（760 毫米汞柱）以上的高压环境中，吸入纯氧或氧与二氧化碳混合气体，用以治疗某些疾病，此种治病方法称为高压氧治疗。

高压氧治疗的主要特点：

（1）高压氧治疗必须在密闭的加压治疗装置中进行（高压氧舱）。

（2）高压氧治疗的全过程是在高气压环境中进行，舱内常用的治疗压力为 2~3 个大气压（1520~2280 毫米汞柱），此种高气压环境对人体各系统的生理功能活动有显著影响；如高压氧治疗时，可引起呼吸频率减慢、心率变缓、血管收缩、血压升高、唾液与胃液分泌减少、肾上腺素分泌增加、血糖增高、交感神经兴奋性增强、迷走神经张力减低等。

（3）高压氧治疗时，病人要吸入高压力与高浓度的氧与氮，而氧与氮将大量溶解于血液与组织中，因而可改善机体的有氧代谢，消除缺氧现象；但如果使用不当，则可引起急性氧中毒。

（4）高压氧需通过机体的呼吸作用进入血液，再通过循环作用弥散至全身的组织细胞，所以高压氧只对具有呼吸与循环功能的人方能发挥治疗作用，若病人呼吸停止、循环中断，则高压氧不能奏效。

269．泌尿系统由哪几部分组成？上下泌尿道如何划分？

答： 泌尿系统是由左右两侧肾脏、输尿管、膀胱和尿道组成人体的排泄器官。

肾脏和输尿管为上泌尿道；膀胱和尿道为下泌尿道。

270. 尿是如何生成的？

答：尿是通过（1）肾小球的滤过作用；（2）肾小管与集合管的重吸收作用；（3）肾小管和集合管的分泌作用和排泄作用而形成的。

271. 肾脏通过排尿完成哪几方面的功能？

答：（1）排泄废物和有毒物质；（2）保持酸碱平衡；（3）保持水与电解质的平衡。

272. 正常人24小时尿量是多少？日夜尿量的比例是多少？

答：正常人24小时尿量1000~2000ml，平均为1500ml左右。日夜尿量之比是3:1。

273. 什么叫氮质血症？什么叫肾性氮质血症？

答：血液中非蛋白氮含量高于正常时叫做氮质血症。血浆中的含氮物质大部分是蛋白质代谢的中间产物和终末产物，这些物质中所含的氮即为非蛋白氮，其主要组成包括尿素、肌酸、肌酐、氨基酸、多肽、氨和胆红素等。在肾功能不全时，含氮的代谢产物排出障碍，在体内蓄积，血中非蛋白氮含量增高，称此为肾性氮质血症。

274. 何谓多尿？少尿？无尿？

答：多尿：24小时尿量长期在2500ml以上。

少尿：24小时尿量持续少于400~500ml。

无尿（尿闭）：24小时尿量少于100ml。

275. 少尿常见于哪些疾病？发生的原因是什么？

答：（1）心脏病病人可以少尿，因心衰引起心排血量减少。

（2）休克病人少尿，因微循环障碍，肾灌注不良，滤过减少。

（3）肾病综合征病人常少尿，因肾脏本身病变，造成肾脏功能障碍。

（4）肝硬变腹水病人少尿，因血浆蛋白降低，血液胶体渗透压下降，水分渗入组织或体腔之中，使血容量减少，肾血流量亦减少。

276．留取 12～24 小时尿标本时，为避免尿液变质，需加何种防腐剂？它们的性能和用法如何？

答：（1）甲醛：每 30ml 尿液中加 40％甲醛液 1 滴。能固定尿中有机成分。

（2）浓盐酸：24 小时尿中共加 5～10ml。使尿液在酸性环境中，防止尿中激素被氧化。

（3）甲苯：可保持尿液的化学成分不变。尿液中加入数滴，使形成一薄膜，覆盖于尿液表面，如测定尿蛋白定量，尿糖定量等。如测定尿中钠、钾、氯、肌酐、肌酸等，需加 10ml 防腐剂。

277．为什么要求在清晨留取尿标本？

答：因清晨排出的尿，尿量及各种成分的含量均比较稳定，且没受到饮食的影响，pH 值最低，有利于保持有形成分（如细胞、管型等）的完整。

278．代谢性酸中毒的临床表现有哪些？

答：病人精神萎靡，呼吸深长而快（库斯毛耳氏呼吸），严重者可出现精神恍惚，烦躁甚至昏迷。

279．何谓溶血反应？

答：由于异型输血等原因，使血液中红细胞大量溶解，大量血红蛋白散布到血浆和组织中，导致机体出现一系列病理改变和临床症状。

280．输血时发生溶血反应的原因有哪些？

答：(1) 输血前红细胞已变质溶解 (2) 输入异型血。
(3) Rh 因子所致溶血。

281．输血时发生溶血反应的主要症状有哪些？

答：第一阶段：由于红细胞凝集成团，阻塞部分小血管，引起四肢麻木、腰背剧痛、胸闷、发抖、紫绀、心悸、血压下降。

第二阶段：由于凝集的红细胞发生溶解，大量血红蛋白散布到血浆中，出现黄疸和血红蛋白尿。

第三阶段：由于大量的血红蛋白从血浆进入肾小管，遇酸性物质而变成结晶体。临床出现急性肾功能衰竭，致少尿，甚至无尿，严重者可发生死亡。

282．输血中发生溶血反应时，为什么出现黄疸和血红蛋白尿？

答：输血过程中出现黄疸和血红蛋白尿，是由于凝集的红细胞发生溶解，大量血红蛋白散布到血浆中，肝脏不能将大量的间接胆红素代谢掉，因而血液中间接胆红素潴留出现黄疸；同时大量血红蛋白自肾脏排出形成血红蛋白尿（尿呈酱油色）。

283．人体红细胞与血清中分别含有哪些凝集原和凝集素？

答：

血　型	红　细　胞	血　清
A	A凝集元	抗B凝集素
B	B凝集元	抗A凝集素
AB	AB凝集元	无凝集素
O	无凝集元	抗A抗B凝集素

284．输同型血为什么要做交叉配血？

答：因血液除按 A、B 凝集元划为 A、B、O 血型系统外，还有其他凝集元，如 Rh 因子及亚型存在，因此输同型血仍可出现凝集反应，必须先做交叉配血，方可保证输血安全，同时交叉配血还可以起到复查血型的作用。

285．输血浆时是否要做交叉配血？

答：输血浆时不需要做交叉配血，因为血浆中不含血细胞，无凝集元，因此不会发生凝集反应。

286．输血时血液中为什么不能加入林格氏溶液？

答：因为林格氏溶液中含有钙剂，加入血液中，可致血液凝固。

287．为什么大量输血后要补充钙？

答：在采血时，要加入枸橼酸钠抗凝剂，枸橼酸钠中的枸橼酸根离子能与血液中的钙离子结合，形成可溶性络合物，使血中游离钙离子减少。

采血时每 100ml 血液中加入 3.8% 枸橼酸钠 10ml，每输入 1000ml 血后，应从静脉补充 10% 葡萄糖酸钙 10ml 或 10% 氯化钙 5ml。

288．什么叫保养液？其成分是什么？

答：保养液为抗凝剂，英文缩写 ACD。其成分为每 100ml 中含枸橼酸钠 2.2 克、枸橼酸 0.8 克、无水葡萄糖 2.45 克。

289．新鲜血和库存血有何区别？

答：（1）从血液贮存的时间上来讲：

新鲜血：对血液病人来说，24 小时内所采集的血为新鲜血；对手术病人或其他原因失血的病人来说，3 天之内所采集的血为新鲜血。

库存血：自采血日起，4 天至 21 天之内的血为库存血。

(2) 从血液的有形成分上来讲：

新鲜血：血液中各种成分齐全，包括红血球、白血球、血小板等。

库存血：① 随着贮存时间的延长，血液中的血小板和细胞成分随之破坏而逐渐减少。就血小板来说，一般 12 小时后逐渐减少，48 小时后几乎完全消失；存留白细胞中的粒细胞亦然。

② 红细胞破坏后，细胞内钾离子外移，故血液内含钾量高。

290.临床上常用的成分输血包括哪些项目？

答： 常用的成分输血有：白蛋白、冰冻血浆、新鲜血浆、干血浆、血小板、白细胞悬液、凝血酶元复合物、浓缩血小板、压积红细胞、洗涤红细胞、少白细胞红细胞、冰冻红细胞等。

291.在治疗脱水过程中，为什么要见尿补钾？

答： 钾主要从肾脏排泄，在少尿或无尿时，钾的排泄减少甚至近乎消失，血钾则会相应增高，此时则不宜补钾。尿量每小时在 30ml 以上，补钾较适宜。

292.静脉补钾的原则是什么？

答： 静脉补钾的原则是"四不宜"：

(1) 不宜过浓　一般用 0.15% ~ 0.3% 的氯化钾液静脉输入较为适宜；

(2) 不宜过快　通常以每小时不超过 1 克的速度滴入；

(3) 不宜过多　一般以每日不超过 6 克为宜；

（4）不宜过早　肾功能不全未纠正前，不要过早补钾通常的原则是"见尿补钾"。

"四不宜"的原则是防止在纠正低血钾时引起高血钾。

293.搬运内脏出血病人时，应注意什么？

答：内脏出血最常见的有：肺结核大出血、上消化道大出血、肝脾破裂出血等，内出血发生多为急性，病人常处于严重休克状态，因此必须分秒必争地进行就地抢救，休克好转后再行搬运。

（1）若为肺结核大出血，已知咯血病灶位于哪一侧，则应在患侧放置冰袋或砂袋压迫止血。搬运前可给小量输血或静脉注射脑垂体后叶素止血，采取平卧位，头偏向一侧，以防突然咯血发生吸入性窒息。

（2）若为消化道出血时，应采取头高脚低位，使血液流向腹腔，稳托腰背部，避免抱胸腹部，以免加重出血。

（3）若为肝脾破裂出血，因其出血量大，休克发生快，应先输血补液，休克好转后搬运。肝破裂时取右侧卧位，脾破裂时取左侧卧位，以减少出血。若为开放性肝脾破裂时，应迅速用无菌温水棉垫或止血海绵填塞止血后再搬运。

（4）注意输液瓶皮管勿折曲，保持输液畅通。

294.腰穿的穿刺部位？穿刺时注意些什么？

答：穿刺部位：第三、四腰椎间隙。

注意事项：

（1）严格无菌操作，避免感染；

（2）穿刺时要缓慢进针，不可用力过猛，以免断针及损伤马尾神经；

（3）疑有颅内压增高病人，暂不宜作腰穿。如果必须做时，在放液时不宜过快，以免形成脑疝的危险；

（4）在穿刺过程中要注意观察呼吸、脉搏、瞳孔及神志情况，发生异常应立即停止操作，进行抢救；

（5）脑脊液标本应及早送验，以免影响结果；

（6）病人头痛时可给镇静药、止痛药或脱水药。

295. 腹腔穿刺注意点？

答：（1）穿刺中应注意病人脉搏、呼吸，如有异常情况应报告医生，必要时停止操作。如为血性腹水，应终止放液，仅够检送标本即可；

（2）放液速度不宜过快，放液量每次一般不超过5000ml；

（3）如腹水流得不畅，可协助病人转换体位；

（4）腹带不宜包裹太紧，以免影响病人呼吸；

（5）注意针孔有无渗液现象，如发现渗液，应及时按无菌操作更换敷料，防止感染。

296. 胸腔穿刺常用的部位和选择穿刺点有什么要求及消毒范围？

答：胸腔穿刺常用部位：患侧腋中线 6~7 肋间；肩胛角下 7~9 肋间。一般选叩诊浊音最明显的部位。

选择穿刺点要求从肋上缘进针，以免损伤肋间血管和神经。

消毒范围以穿刺点为中心，直径约 10~15 厘米。

297. 什么叫反射？

答：反射是指人体内部或外部的各种感受器受到不同的内外环境变化的刺激，通过神经系统（特别是中枢神经系统）的功能而发生的反应。反射的进行必须有五部分结构作基础：感受器、传入神经、神经中枢、传出神经和效应器，这五个部分连在一起，叫反射弧。

298. 什么是感受器？什么是效应器？

答：感受器是感觉神经元周围突起的末梢，它能接受刺激，并把刺激转化为神经冲动，由感觉神经纤维传入中枢引起感觉，并进一步出现随意的或不随意的运动。

效应器是机体接受某种刺激后，能发出相应的动作或效应，动作或效应的产生要依靠另一种结构叫效应器，又叫运动神经末梢。它是运动神经元轴突的末梢所形成的一种特殊结构，分布于各种肌纤维和腺体内。

299. 什么叫血脑屏障？

答：脑内的毛细血管壁外面被神经胶质细胞所形成的膜包绕，使血管和神经组织相分隔，这层胶质膜叫血脑屏障。

300. 什么叫刺激？什么叫兴奋？

答：刺激　人体在高温环境中会出汗，组织发炎时血管扩张，出汗和血管扩张是人体组织受到环境条件的变化而发生的反应。在生理上把那些能使组织发生反应的环境变化叫刺激。

兴奋　是组织接受刺激后，由原来的相对静止状态变为显著的活动状态，或由较弱的活动变为较强的活动。

301. 什么叫嗜睡？

答：指在足够睡眠时间以外，仍处于睡眠状态，对环境的识别能力较差，对各种刺激的反应尚属正常，但较迟缓，能唤醒并正确回答问话。

302. 什么叫意识朦胧？

答：病人轻度意识障碍，定向力已有部分障碍，呼之能应，不能准确回答问题，各种深浅反射存在。

303．什么叫昏迷？

答：病人意识完全丧失，运动、感觉和反射等发生功能障碍，不能被任何刺激唤醒。昏迷可分为深度、中度及轻度。深度昏迷时，许多反射活动均消失，如角膜反射或瞳孔对光反射消失。中度昏迷时对各种刺激均无反应，对剧烈刺激可出现防御反射，角膜反射减弱，瞳孔对光反应迟钝。轻度昏迷时，呼唤不应，对强烈疼痛刺激可有痛觉表情，上述反射均存在。

304．什么叫惊厥？

答：俗称"惊风"或"抽风"。它是由中枢神经系统运动机能紊乱而引起的全身或部分躯体的强直性和阵挛性抽搐。

惊厥的表现有两种：一种是强直性惊厥，即伸肌和屈肌都处于高度紧张状态，但以伸肌占优势，因而出现角弓反张，它的发生主要与皮质下中枢的过度兴奋有关；另一种是阵挛性惊厥，为各肌群同时有节奏地收缩和弛缓，其发生可能与大脑皮质运动代表区的兴奋有关。

305．什么叫阿—斯综合征？常见于哪些心脏病？

答：阿—斯综合征是严重的临床表现，发作时呈现心脏停搏、心室颤动、心室律过缓及室性阵发性心动过速四种形式。使心脏排血暂时停止或显著降低，致使脑部血运中断，脑组织极度缺氧，以致病人表现有严重紫绀、短暂意识丧失、四肢抽搐等。故又称为急性心源性脑缺氧综合征。

阿—斯综合征可由许多病因引起，常见的有急性心肌梗塞、心肌炎、心肌病、风湿性心脏病、先天性心脏病及洋地黄中毒等，造成严重房室传导阻滞，使心室率甚慢；或因严重心律失常诱发室速、室颤、心脏停搏；左房巨大黏液瘤、左房内球形血栓，因体位改变可突然堵塞二尖瓣口，也可发生此征。

306. 低血钾症有什么临床表现？

答：血钾低于 3.5mEq/L 为低血钾。临床表现：

（1）中枢神经系统表现 病人倦怠，反应迟钝，嗜睡，或烦躁不安，严重者神志不清；

（2）神经肌肉表现 病人全身乏力，头抬不起，眼睑下垂，卧床不能翻身，周身肌肉酸痛，麻木感，尤以四肢肌肉最突出，若呼吸肌受累，可引起呼吸缓而浅，甚至呼吸困难或呼吸骤停；

（3）消化道表现 有食欲不振；恶心、呕吐，严重者有肠麻痹、腹胀或肠梗阻现象；

（4）循环系统表现 以心律紊乱为主，如期前收缩，心房颤动，心动过速，并出现阿—斯综合征。

307. 高血钾症的临床表现？

答：血钾超过 6mEq/L 为高血钾。临床表现：

（1）神经肌肉表现 早期病人手足感觉异常，四肢苍白，肢体寒冷、疼痛，有时动作迟钝，嗜睡，极度疲乏，亦可因呼吸肌麻痹而造成呼吸困难；

（2）循环系统表现 病人心率缓慢，心音减低，心律失常，最后出现阿—斯综合征。

308. 何谓右旋醣酐？

答：右旋醣酐为许多脱水葡萄糖分子的聚合物，根据其平均分子量的不同，而分为高、中、低和小分子的右旋醣酐。由于这种产品形成极为黏稠的溶液与水不易混合，高分子右旋醣酐在体内有引起红细胞凝集倾向，不适宜临床应用。小分子右旋醣酐在体内保留的时间太短，也不适用。中、低分子右旋醣酐（平均分子量在 75000～40000 左右）在临床使用较多，中分子多用来扩充血容量，低分子用以渗透性利尿及防止 D、I、C 的发生。

右旋醣酐水溶液系胶体溶液，其黏度和胶体渗透压随分子量的加大而增高，在体内的排泄速度随分子量的减少而增快。

309. 中分子右旋醣酐有什么药理作用、分子量及临床应用如何？

答：**药理作用**　能提高血浆渗透压，增加血浆容积，维持血压 12 小时左右。不能直接由肾脏排泄，需在体内逐渐代谢为较小分子而后排出体外。

分子量　平均分子量为 7 万左右。

临床应用　供出血及外伤休克时扩充血容量用。

310. 低分子右旋醣酐的药理作用、分子量及临床应用？

答：**药理作用**　在体内停留时间较短，易从尿中排出，故扩充血容量的作用较短暂。因易由肾脏排泄，有发挥渗透性利尿的作用，并有改善微循环的作用，防止弥漫性血管内凝血。

分子量　平均分子量为 4 万左右。

临床应用　用于休克、脑血栓、心肌梗塞等病症。

311. 右旋醣酐为什么有扩容作用？

答：右旋醣酐是由许多葡萄糖分子脱水聚合而成的，其分子量近似血浆蛋白，故不能透过毛细血管，亦不易从肾脏排泄，在血管内停留时间较长，起到提高胶体渗透压的作用，从而增加血容量。

312. 强心甙有什么药理作用?

答：各种强心甙对心脏的作用在性质上基本相似，主要都是加强心肌收缩力。但在作用上有强弱、快慢、久暂的不同，同时还有减慢心率、抑制心脏传导系统的作用。主要用于治疗各种原因引起的心功能不全（充血性心力衰竭）。

313. 洋地黄、地高辛、西地兰、毒毛旋花子甙 K 的给药途径？其药物作用的快慢如何？

答：洋地黄　口服，慢效。

地高辛　口服，中效。

西地兰　静脉注射，速效。

毒毛旋花子甙 K　静脉注射，速效。

314. 服用洋地黄时在消化系统和神经系统可出现哪些不良反应？

答：消化系统有恶心、呕吐、腹泻和腹痛等。

神经系统有头痛、头晕、色视（黄视症或绿视症）、复视、失眠等。

315. 使用洋地黄时为什么要注意防止低钾？

答：低钾时，心肌细胞失钾，使心肌对洋地黄的敏感性增加，因而易出现洋地黄对心肌的毒性作用。

316. 为什么洋地黄不能与钙剂同时使用？

答：钙离子是心肌活动必不可少的离子，它既是心肌兴奋收缩偶联的主要参加者，也是正常心律的调节者。

洋地黄使心肌收缩增强，这与增加心肌细胞内的钙离子含量有直接关系。实验证明，钙离子和洋地黄有协同作用，高钙可促发洋地黄中毒，洋地黄中毒时，心肌自律性升高，也与钙离子浓度增高有关。因此，应避免同用。

317. 派替啶（杜冷丁）有什么药理作用？

答：派替啶主要作用于中枢神经系统，在治疗量50～100mg时，可产生明显的镇痛、镇解和呼吸抑制等作用。

派替啶的呼吸抑制作用，对呼吸功能正常者尚无妨碍，但对颅脑损伤，脑脊液压力升高的病人以及肺功能有障碍者（如慢性阻塞性肺部疾患），则可能引起生命危险。

派替啶能兴奋延脑内的催吐化学感受器，并增加前庭器官的敏感性，所以用药后少数病人可出现恶心、呕吐和眩晕。本药还能使垂体抗利尿素释放而致尿量减少。

318. 吗啡有什么药理作用？常用剂量为多少？

答：吗啡的药理作用基本上与派替啶相同，但在镇痛效力、对平滑肌的兴奋作用和成瘾性等方面则较派替啶为强。

吗啡中毒时，瞳孔极度缩小的体征具有重要的诊断意义。吗啡常用量为5～10mg/次，皮下注射。极量为60mg/日，皮下注射。

319. 肾上腺皮质激素的药理作用？

答：肾上腺皮质激素分为两类：一类称为盐皮质激素，另一类称为糖皮质激素。临床上常用的是糖皮质激素（如考的松、氢化考的松、地塞米松），它主要影响糖和蛋白质的代谢，而对水盐代谢影响小，有抗炎、抗毒、抗免疫、抗休克作用。盐皮质激素对水盐潴留的作用明显，对糖和蛋白质代谢影响较小，制剂有脱氧皮质酮（DOCA），用以治疗慢性肾上腺皮质功能不全。

320. 使用肾上腺皮质激素时可产生哪些不良反应？

答：（1）类肾上腺皮质机能亢进症：出现向心性肥胖、满月脸、痤疮、多毛、低血钾、浮肿、高血压、糖尿等症状；

（2）诱发或加重感染；

（3）消化道并发症：皮质激素可使胃酸分泌增加，可导致胃、十二脂肠溃疡病人病情加重，甚至出血和穿孔；

（4）肾上腺皮质功能不全：因长期应用皮质激素，造成自身肾上腺皮质萎缩，功能减退。长期服用者突然停药时可出现全身不适，肌无力，低血糖等皮质机能不足的症状；

（5）长期用药因中枢兴奋作用而失眠、易激动。

321．尼可刹米（可拉明）的药理作用？

答：尼可刹米对呼吸中枢有直接兴奋作用，可供呼吸加深加快。此药作用温和，安全范围也较大，故常用。剂量过大也可引起惊厥。

322．阿拉明（间羟胺）的药理作用？

答：阿拉明为拟肾上腺素药物，升压效果较去甲肾上腺素稍弱，但作用持久，有中度加强心肌收缩的作用，使休克病人的心输出量增加，但不致引起心律不齐，对肾动脉的收缩作用弱于去甲肾上腺素。由于升压作用可靠，维持时间较长，临床常用于周围循环衰竭的病人。

323．去甲肾上腺素（正肾上腺素）的药理作用？

答：去甲肾上腺素为肾上腺素能神经末梢释放的主要介质，具有很强的血管收缩作用，使全身小动脉与小静脉都收缩（冠状血管扩张），外周阻力增高，血压上升。兴奋心脏及抑制平滑肌的作用比肾上腺素弱。临床上主要利用其升压作用，应用于各种休克，以提高血压，保证重要器官的血液供应。

324. 肾上腺素（副肾素）有什么药理作用？

答： 使心肌收缩力加强，心率加快，心肌耗氧量增加，使皮肤、黏膜及内脏小血管收缩，但冠状血管和骨骼肌血管则扩张。还有松弛支气管和胃肠道平滑肌的作用。

由于本品具有兴奋心肌、升高血压、松弛支气管等作用，故临床上常用于抢救过敏性休克。

325. 山梗菜碱有什么药理作用？

答： 山梗菜碱是反射性兴奋呼吸中枢药，它可刺激颈动脉体的化学感受器，反射性的兴奋呼吸中枢。

326. 阿托品有什么药理作用？

答：（1）抑制腺体分泌；（2）缓解平滑肌痉挛（解痉、止疼）；（3）扩张血管；能解除迷走神经对心脏的抑制，使心率加快；（4）散瞳；（5）兴奋中枢神经系统。

327. 重酒石酸去甲肾上腺素与去甲肾上腺素（正肾上腺素）两者之间的剂量关系是什么？

答： 重酒石酸去甲肾上腺素2mg，其中含重酒石酸1mg，去甲肾上腺素（正肾）1mg，即总重量为2mg。故重酒石酸去甲肾上腺素2mg，实际含去甲肾上腺素为1mg。

328. 重酒石酸间羟胺与阿拉明（间羟胺）两者之间的剂量关系是什么？

答： 重酒石酸间羟胺18.9mg，其中含重酒石酸8.9mg，间羟胺（阿拉明）10mg，即总重量为18.9mg。故重酒石酸间羟胺18.9mg，实际上含间羟胺10mg。

329. 20%甘露醇静点时为什么要快速滴入？

答： 甘露醇作为小的晶体，只有快速进入血液循环才能在血液内造成一个高张环境，提高血浆的晶体渗透压，增加血脑之间的渗透压差，使脑组织水分移向血液循环内，从而降低颅内压，减轻脑水肿。如慢速进入血循环则不能明显提高血浆渗透压，因而无明显组织脱水作用。

330.硫酸镁不同的给药途径所致的药理作用有何不同？

答：(1) 口服给药：有导泻、利胆作用。

(2) 肌肉或静脉注射：能解痉挛、抗惊厥、降血压。

(3) 局部湿敷：可消肿止痛。

331.硫酸镁快速静脉推注，会产生什么后果？如何急救？

答：硫酸镁快速静脉推注，可使血液中的镁离子浓度过高，抑制中枢神经系统和心脏，并使运动神经肌肉接头阻断等反应，引起血压下降、肢体瘫痪及呼吸麻痹。

发生以上情况，应立即停药，静脉注射 10% 葡萄糖酸钙或 5% 氯化钙注射液解救。

332.为什么静脉注射安茶碱必须稀释后缓慢注入？

答：静脉推注安茶碱时，需用 50% 葡萄糖 20ml 稀释后缓慢推入，一般需 5 分钟以上注完。因注射过快、浓度过高可引起头晕、心悸、血压骤降等严重反应。

333.人体缺乏核黄素时有什么主要临床表现？

答：易发生口角炎。两侧口角对称性的湿白糜烂，唇炎，唇色红、干燥、刺痛，可有垂直裂口或出血。

334.生物制品应如何保存？

答：生物制品的主要成分是蛋白质，其中有一些是活的微生物，因此，大都有怕热、怕光的特点，在保存时应做到以下几点：

(1) 放在 2～10℃ 的冰箱中，或放在同样温度的干暗处保存。温度过低时，某些生物制品会引起蛋白质冻结变性，融化后发生溶菌，影响效果，发生不良反应；

（2）少数生物制品如疫苗、脊髓灰质炎糖丸活疫苗及干燥制品如黄热病、鼠疫疫苗，可以在0℃以下干燥处保存；

（3）有的生物制品如精制抗破伤风毒素、斑疹伤寒疫苗等，虽也要求在2～10℃范围保存，但由于它们对热比较稳定，也可在室温25℃以下暗处保存。

335. 复方氯化钠溶液包括哪些成分？为什么不能用在输血前后冲洗输液器？

答：每100ml复方氯化钠溶液中，含氯化钠0.85克，氯化钙0.03克，氯化钾0.03克。

复方氯化钠溶液内含钙剂，可致血液凝固，故输血前后不能用其作冲洗液。

336. 肝素为什么有抗凝作用？

答：肝素是通过干扰凝血过程的以下几个环节发挥抗凝作用的。

（1）妨碍凝血酶元变成凝血酶。

（2）妨碍纤维蛋白元变成纤维蛋白。

（3）阻止血小板的聚集和裂解。

肝素的抗凝血作用是复杂的，几乎影响了凝血过程的全部，这可能与肝素的理化性质有关，肝素分子中含有许多硫酸根，是一个高度带有阴电荷的化合物，这种带电性是其抗凝作用的基础。

337. 何谓细菌耐药性？

答：随着抗菌素的广泛应用，许多病原菌逐渐对抗菌药物产生了抵抗力，使许多抗菌药的用量不断加大，但疗效却逐渐降低。细菌的这种对药物的耐受特性，称为细菌的耐药性。具有耐药性的菌就是耐药菌。

第二部分 专科护理

一、内 科 护 理

1. 何谓Ⅰ型呼吸衰竭? 血气指标?

答: 以换气障碍为主,表现为低氧血症。血气指标为 $PaO^2 < 60mmHg$, $PaCO^2 < 40mmHg$, pH 值正常或增高。

2. 何谓Ⅱ型呼吸衰竭? 血气指标?

答: 以通气功能障碍为主,表现为低氧血症伴高碳酸血症。血气指标 $PaO^2 < 60mmHg$, $PaCO^2 > 50mmHg$, pH 值降低。

3. 何谓低氧血症?

答: 因各种原因引起的动脉血氧分压 < 90mmHg(老年人可 < 80mmHg)称为低氧血症。

4. 何谓高碳酸血症? 对机体主要的危害有哪些?

答: 因某些原因引起的体内二氧化碳潴留,动脉二氧化碳分压 > 45mmHg 所引起的症群。高碳酸血症对机体主要有如下危害。

(1) 使脑血管扩张。晚期血管壁通透性增加,出现脑水肿。

(2) $PaCO^2 > 60 \sim 70mmHg$,可抑制呼吸中枢,使通气进一步减少,加重了缺氧和二氧化碳潴留。当 $PaCO^2 > 90mmHg$ 时可引起肺性脑病。

(3) 可引起呼吸性酸中毒,加重组织与器官的功能障碍。

5. 何谓氧中毒? 如何预防?

答: 是指长时间持续高浓度吸氧, 病人表现为吸氧后呼吸困难进一步加重, 紫绀显著, 导致心肺功能衰竭。

氧中毒一旦发生, 后果严重, 危害极大, 必须注意预防, 应做到以下几点。

(1) 对慢性呼吸衰竭或肺性脑病, 应给予持续低浓度吸氧。当严重缺氧而危及生命时, 可用呼吸器短期高浓度吸氧, 并进行血气监护。

(2) 对急性呼吸衰竭的病人, 如呼吸、心跳骤停, 急性呼吸窘迫综合征, 必须高浓度吸氧, 以迅速纠正缺氧状态时可短期使用, 一般吸氧浓度在 30% ~ 60% 时, 时间不超过 24 小时, 如氧浓度超过 60%, 持续时间不能超过 12 小时。

(3) 高浓度吸氧 24 小时以上, 可引起黏膜干燥, 痰液黏稠, 形成干痂, 不易咳出, 加重感染机会, 故应采取加温湿化措施。

6. 紫绀是如何形成的? 常表现在哪些部位?

答: 紫绀又称发绀, 一般是指血液中还原血红蛋白增多, 致皮肤与黏膜呈现青紫的现象。但广义的紫绀也包括少数由于异常血红蛋白衍生物(高铁血红蛋白, 硫化血红蛋白)所致的皮肤发青现象。紫绀在皮肤较薄、色素较少和毛细血管丰富的血循环末梢, 如唇、鼻尖、颊部和甲床等处较易观察到, 且较为明显。

7. 何谓中心性紫绀? 常见于哪些病?

答: 由于心、肺疾病所致的动脉血氧饱和度降低所致。

见于肺炎、急性肺水肿、慢性阻塞性肺气肿、气胸、紫绀型先天性心脏病等, 发绀为全身性且皮肤温暖。

8. 何谓周围性紫绀? 常见于哪些病?

答：由于周围循环血流障碍所引起，见于右心衰、缩窄性心包炎、休克或局部血流障碍。发绀出现于肢体的末梢部位或病变局部，该部皮肤冰凉，加温后紫绀减轻或消失。

9. 何谓成人呼吸窘迫综合征？其病理变化及病因？

答：又名休克肺、湿肺综合征、呼吸困难综合征。多指成年人于创伤或休克后并发急性呼吸功能衰竭的一组病征。病理变化主要为肺充血，间质和肺泡出血及水肿，肺泡内有透明膜形成。

病因：主要有严重创伤、休克，多发性骨折后脂肪栓塞，严重感染，败血症，重症病毒性肺炎，输液或输血过量，DIC，急性氧中毒或重症心力衰竭等。

10. 成人呼吸窘迫综合征有哪些临床表现？

答：临床表现典型者可分为四个阶段：

（1）第一阶段　表现为原发病症状，如外伤、失血、感染或复苏期间。

（2）第二阶段　多于原发病起病 24～48 小时后，出现神情紧张，胸闷气急，呼吸浅快而费力，呼吸带鼾音，吸气时肋间隙与胸骨上窝下陷，紫绀逐步加重。

（3）第三阶段　病变迅速进展，呼吸困难及紫绀呈进行性加重，呼吸频率最初增快，增大，晚期变慢，节律不整。肺泡动脉氧压差明显增大。乳酸血症进一步加重，此期死亡率极高。

（4）临终阶段　病人多在数小时内死亡，血乳酸急剧升高，pH 值迅速下降，低氧血症持续恶化，最终导致周围循环衰竭死亡。

11. 什么叫哮喘持续状态？

答：哮喘发作严重，持续在 24 小时以上仍未能控制者称为哮喘持续状态。

12. 支气管哮喘和心源性哮喘有何区别？

答： 两者区别如下：

支 气 管 哮 喘	心 源 性 哮 喘
①病因：部分病人有过敏病史，常有反复哮喘发作史。	①有引起左心衰竭的原发病及高血压、冠心病、风心病等。
②症状：多见于年轻人发作，时间不定，以春秋两季多见。	②多见于中年以上者，常在夜间熟睡后发作，坐起或站立后症状减轻。
③体征：血压正常或稍高，心脏正常，肺内有哮鸣音。	③有高血压，心脏杂音，心脏扩大或出现奔马律，双肺底有干湿罗音。
④X线：心脏正常，肺野清晰。	④心脏增大，肺淤血。
⑤治疗：可用副肾、麻黄素、安茶碱、激素治疗。禁用吗啡。	⑤用洋地黄、速尿、吗啡等治疗有效。禁用副肾、麻黄素。

13. 自发性气胸有几种类型？

答： 根据肺至胸膜裂口的大小、状态及气胸腔内压力的大小，通常将自发性气胸分为三种类型。

①闭合性或单纯性自发性气胸；

②开放性或交通性自发性气胸；

③张力性或高压性自发性气胸。

14. 何谓肺性脑病？如何早期发现？

答： 当二氧化碳分压增至正常两倍以上时（80～100mmHg），病人逐渐陷入昏迷（二氧化碳麻醉）。这是由于较多二氧化碳通过血脑屏障进入脑脊液，使脑组织中毒，脑细胞内外水肿，颅内压增高，加之缺氧，电解质紊乱等因素，就出现自主呼吸减弱，呼吸性酸中毒和一系列神经精神症状，称为肺性脑病。

早期发现本病有以下三方面：

（1）要熟悉病史，了解病情；

（2）病人早期有头痛，烦躁不安，恶心呕吐，视力减退，记忆力和判断力减退，后期可有神志恍惚，谵语，无意识动作和四肢小抽动，有时出现嗜睡与高度兴奋多语相交替；

（3）根据血气 $PaCO_2 > 70mmHg$，pH 值 < 7.25。

15．为什么肺心病病人禁用吗啡类药物？

答：肺心病病人因气道阻塞，肺泡通气不足，长期存在。高碳酸血症，呼吸中枢兴奋性降低，此时若给予麻醉药，如吗啡、度冷丁及巴比妥类镇静剂，均可使呼吸中枢抑制进一步加重并可抑制咳嗽反射，使痰液引流不畅，通气功能进一步减退，使 CO_2 进一步潴留，使呼酸加重，甚至诱发肺性脑病而死亡。

16．肺心病病人发生兴奋、烦躁、躁动不安，应如何处理？

答：躁动、抽搐可使机体耗氧量增加，CO_2 产生加快，加重了呼衰和中枢神经系统的缺氧性损害。因此在控制感染，改善通气功能，纠正电解质紊乱和酸碱失衡的同时，也可适当选用对呼吸中枢影响较小、作用较快、而维持时间较短的镇静剂，以控制精神症状，如用 10% 水化氯醛 10～15ml 保留灌肠，在使用过程中要密切观察呼吸情况。如果已做气管插管或气功时若有躁动不安则可大胆使用镇静剂甚至麻醉剂。

17．为什么慢性肺心病病人要采用持续低流量给氧？

答：慢性肺心病病人，因长期 $PaCO_2 \uparrow$，呼吸中枢对二氧化碳刺激的敏感性降低，主要依靠缺氧刺激主动脉体和颈动脉窦的化学感受器，通过反射维持呼吸。此时如给病人大流量氧气使血氧分压骤然升高而缺氧解除，通过颈动脉体反射性刺激呼吸的作用减弱或消失，致使呼吸暂停或变浅反而加重二氧化碳潴留和呼酸。所以要低流量给氧。（持续给氧流量 1～2 升/分，浓度 25%～30% 为宜。）

18. 肺气肿病人为什么要进行腹式呼吸锻炼？

答： 肺气肿病人由于肺泡膨胀充气，弹性减退，胸呈桶状，横隔下降平坦，功能残气量增加，加之老年人肋骨骨化增加，肋间肌萎缩，胸廓顺应性减低，难以依靠胸式呼吸，改善通气功能。而进行腹式呼吸锻炼，增加膈肌活动度即可增加通气量，改善肺功能。成年人膈肌面积平均为 270～300cm^2，若膈肌向下运动增加 1cm，通气量则可增加 270～300ml。

19. 在做腹式呼吸锻炼时应注意哪些问题？

答：（1）呼吸方法：吸气用鼻，呼气用口，呼气时口唇应并拢成"鱼口状"，以增加气道阻力，防止过急地深呼气，造成肺泡萎陷。同时呼气时可用双手按压腹部帮助呼气。每天锻炼 3～4 次，每次深呼吸 10～15 次，原则是开始少，慢慢增加。

（2）坚持锻炼，持之以恒。

（3）为了防止枯躁感，可结合呼吸操，进行腹式呼吸锻炼。

（4）春季、冬季及坏天气可在室内锻炼，夏秋季可在室外进行。

20. 体位引流的目的？应注意哪些事项？

答： 目的：按病灶部位，采用适当体位，使支气管内痰液流入气管而咳出；常用于支气管扩张及肺脓肿的病人或用于支气管碘油造影检查前后。

注意事项：

（1）引流应在饭前进行，一般为早晚。因饭后易致呕吐；

（2）说服病人配合引流治疗，引流时鼓励适当咳嗽；

（3）引流过程中注意观察病人，有无咯血、发绀、头晕、出汗、疲劳等情况，如有发现应随时终止体位引流；

（4）引流体位不宜刻板执行，必须采用病人能接受而易于排痰的体位。

21. 支气管扩张典型痰液有哪些特点？

答：痰液放置在玻璃容器中可分三层。上层为泡沫黏液，中层是较清黏液，下层为脓液及细胞、碎屑。如伴有厌氧菌感染，则痰液有恶臭。

22. 心脏传导系统的功能？包括哪些部分？

答：心脏传导系统是由特殊分化的心肌细胞构成，其主要功能是产生并传导激动，也就是产生并维持心脏正常的节律，并保证心房心室收缩舒张的固有协调。

传导系统包括窦房结、房室结、房室束及左右束支、浦肯野氏纤维。

23. 心脏传导系统是受何种神经调节的？

答：（1）交感神经分布至窦房结、房室结和左右冠状动脉的主干并随动脉分支至心肌。

交感神经兴奋使窦房结发放激动的频率增加，房室传导加快，心房心室收缩力增加以及冠状动脉扩张。

（2）副交感神经分布至窦房结、房壁肌、房室结和冠状动脉。当副交感神经兴奋，抑制房室传导，使心跳变慢，降低心房和心室的收缩力，以及冠状动脉收缩。

24. 心肌细胞是哪两种细胞构成？有何特殊性？

答： 心肌细胞一种是收缩功能的细胞，另一种是心脏传导系统的细胞，具有自律性、兴奋性、不应性及传导性。

25. 正常心律是怎样产生及传导的？

答： 窦房结是正常心律的起搏点，位于右心房上部心前壁，其中有许多起搏细胞（自动节律性细胞）在整个传导系统中，窦房结的部位最高而且自律性也最强。正常心脏收缩舒张的节律受它控制。因此由窦房结发出的自律性兴奋而出现的心脏搏动称为窦性心律即正常心律。

26. 何谓心律失常？心律失常分几种？

答： 由任何原因引起心脏激动形成或激动传导发生异常并使心搏的速率或节律出现紊乱现象者统称为心律失常。按其发病原理可分为以下三类：

（1）激动起源异常：如窦性心动过速，过缓，窦性心律不齐，窦性停搏，期前收缩，异位性心动过速，扑动及颤动等。

（2）激动传导异常：如窦房阻滞、房内阻滞、房室阻滞、束支阻滞、预激综合征；

（3）激动起源及传导均为异常。

27. 引起心律失常的主要原因？分哪三类？

答：（1）心脏本身的因素：如风心病、冠心病、高血压性心脏病、心肌炎、心肌病、肺心病及先心病，这些病人都伴有充血性心衰，尤易出现心律失常。

（2）全身性因素：各种感染、中毒、电解质紊乱酸碱中毒及药物影响，尤其是洋地黄类强心甙、双氢克尿塞、速尿及抗心律失常药如奎尼丁、心得安等，用量过大或使用不当时。

(3) 其他器官障碍因素：心脏以外的其他器官在发生功能性或器质性改变时，也可诱发各类心律失常如：情绪激动、焦虑、脑部疾病、肺部疾病、甲亢、肾性高血压、严重腹泻呕吐等。

28. 临床上常见的心律失常和严重的心律失常各有哪些？

答：常见的心律失常有期前收缩、心房颤动、房室传导阻滞、阵发性心动过速、逸搏及逸搏性心律。

严重的心律失常包括多源成对或出现过早的室性期前收缩，室性及室上性阵发性心动过速，心室扑动及颤动，心房扑动及颤动，二度以上的房室阻滞及心动过速—心动过缓综合征等。其中以心室扑动、心室颤动、室性阵发性心动过速及完全性房室传导阻滞最为严重，常造成致命性后果。

29. 什么叫Ⅰ、Ⅱ、Ⅲ度房室传导阻滞？临床意义？

答：房室传导阻滞是心脏疾病中常见的一类心律失常。按照心电图描记结果分为Ⅰ、Ⅱ、Ⅲ度，第Ⅲ度亦称为完全性房室传导阻滞。

临床意义：

第Ⅰ度AVB（房室传导阻滞）　病人无任何症状也无明显体征，仅在听诊时心尖第一心音有明显减弱，可作为辅助诊断活动性风湿或间膈缺损先心病的条件，治疗药物所致者应作为停药的指征；

第Ⅱ度AVB　病人活动后感心悸；

第Ⅲ度AVB　活动时心悸及气短明显并伴眩晕。

第Ⅱ、Ⅲ度AVB　在临床上常提示病情较为严重需针对原发病积极治疗。

30. 老年人的心脏病有何特点？

答：（1）心脏代偿功能明显降低，病人出现活动或劳动后的心慌、气短、胸闷、头晕等心功能不全的症状。

（2）心率和心律特点：心率多偏慢，窦性心动过缓最常见。心率的增快多同心衰的程度不相称。常出现Ⅲ度房室传导阻滞左束支阻滞及左前分支阻滞。心房、室肌缺血或纤维化形成的疤痕导致局部心肌的应激性增高，可产生房性或室性心律失常。

（3）急性左心功能不全，老年人以左心功能受损为主，只在病的晚期方合并右心功能不全。

（4）心绞痛：因情绪激动、劳累或饱餐等原因引起冠状动脉痉挛、心率增快而诱发心绞痛发作。

（5）脑合并症：多有不同程度的脑 A 硬化致脑组织功能减退，严重者可致脑软化。

（6）对药物的敏感性增高：老年心脏病人的心肌，对强心剂、抗心律失常药、降压药、镇静剂等较敏感，用量宜小，以免发生中毒。

31. 有哪些因素促成老年人易产生洋地黄中毒？

答：（1）老年人多有动脉硬化，心及冠状动脉硬化，肌有不同程度的缺血缺氧。

（2）心肌细胞内 ATP 酶的活性有自然减退倾向，使心肌兴奋与传导功能下降。

（3）肾动脉硬化致肾功能减退，排泄功能减弱。

（4）代谢率变低，排泄慢。

32. 在护理心衰病人中，加重心衰的诱发因素有哪些？

答：（1）感染；（2）体力劳动；（3）情绪激动；（4）心律失常；（5）妊娠与分娩。（6）输液过量或过快；（7）钠盐摄入量过多；（8）洋地黄类药物应用不当。

33．什么叫电复律？电复律的方式有几种？

答：心脏电复律是利用电能治疗异位性快速性心律失常的一种方法，亦即利用电能使异位心律转复为窦性心律。亦称心脏电除颤。

电复位的方式有四种。

（1）同步电复律；（2）非同步电复律；（3）体外电复律；（4）体内电复律。

34．何谓早搏？

答：早搏是过早搏动的简称，又称期前收缩。是指异位起搏点发出的冲动在时间上较基本心律的冲动提前发出。

35．高血压病人应用降压药物的注意事项？

答：在服药过程中应密切观察：（1）药物对胃肠道有刺激作用，致食欲下降、恶心呕吐等症状；（2）引起头晕、耳鸣、鼻塞、口干、乏力、嗜睡及心跳增快或减慢等；（3）可产生直立性低血压，应向病人说明服药后改变体位动作尽量缓慢，夜间起床更应小心。要经常测血压，经常询问病人服药后的变化，采取相应的措施。

36．何谓高血压危象？怎样采取急救措施及护理？

答：由于脑血管强烈痉挛引起血压急剧升高，出现剧烈头痛，伴恶心呕吐、心绞痛、心动过速、视力模糊、面色潮红或苍白等现象称高血压危象。

急救措施：（1）立即半卧位、吸氧、密切观察血压、神志、心率的动态变化；（2）建立静脉通道；选用速效降压药物尽快降低血压；（3）有抽搐、躁动不安者可用安定、巴比妥类药物或水化氯醛保留灌肠；（4）减轻或减少脑水肿的发生。用脱水剂和利尿剂以达到脱水、排钠、降低颅内压的目的。

37.心肌梗塞与心绞痛的鉴别？

答：两者的差别如下：

临床表现	心 绞 痛	心肌梗塞
(1)疼痛性质	紧闷或压迫感	更剧烈压榨性
诱发因素	劳动、激动、饱餐	常不明确
时限	几分钟	几小时至几天
硝酸甘油效果	显著	不明显
(2)休克	无	较常有
(3)气急或肺水肿	无	较常有
(4)血压	无改变或略升高	常降低
(5)心肌坏死表现	心绞痛	心梗
体温升高	无	常有
WBC↑	无	常有
血沉加快	无	常有
血清酶↑	无	明显
心包摩擦音	无	可有
(6)ECG	短暂 S—T 压低	较持久而进行性
S—TT 改变	为主	改变
QRS 改变	不明显	除心内膜下梗死外常显著

38.冠心病的饮食原则？

答：（1）低脂（以不饱和脂肪酸为主）低胆固醇膳食。每日饮量总热量不宜过高，应注意控制体重，每日膳食中应有足够的蛋白质及丰富的维生素。

（2）饮食宜清淡，避免暴饮暴食和进食过量。

（3）避免大量刺激性食品如：辣椒、浓咖啡、烈酒等。

（4）多吃纤维素的食物，因粗纤维可减少胆固醇在肠内的重吸收，有利于防治冠心病。

（5）适当减少食盐入量。

39.心脏病病人为什么要禁烟？

答：吸烟后吸收烟碱可刺激心肌组织释放儿茶酚胺，使血压升高、心率加快、心肌应激性增高。再则吸烟时 CO 吸入，使血液内碳氧血红蛋白浓度增加，妨碍对心肌的氧输送，使心肌耗氧量增加，心肌供氧更为缺乏，所以吸烟对心脏病病人是极为不利的，应绝对禁忌。

40.心肌梗塞病人为什么不宜饮酒？

答：酒中含有乙醇，过度饮酒，酒中乙醇可引起外周血管收缩，促使高血压病的形成与血管硬化，且由于血管收缩，外周阻力增加，心脏负荷加重，久而久之可导致心肌功能减退，心脏扩大，所以心梗病人不宜饮酒。

41.心脏病病人为什么要严格避免精神刺激？

答：精神紧张、过度情绪激动时，可影响大脑皮层，兴奋延髓的心血管中枢和缩血管中枢，使交感—肾上腺素能的活动明显增强。使心输出量增多和外周阻力加大，血压升高，心脏负荷增加，心肌耗氧量增加，加重了心肌的缺血、缺氧诱发心绞痛。

42.心脏病病人为什么要注意保持大便通畅？

答：因便秘，排便用力而诱发心律失常（有时甚至因此发生猝死）、心源性休克、心衰。其机理：

（1）用力大便对血压、心率及心脏负荷的影响较正常排便大 5 倍；

（2）由于用力排便，屏气过度，而使右房压力增高，造成舒张期血流速度下降，病情突变，易导致严重的心律失常阵发性呼吸困难甚至突然死亡；

（3）大便时用力，对周围静脉血栓具有抽吸作用，可引起肺栓塞；

（4）便秘所致腹胀及直肠充气，可使膈肌抬高反射性影响心率及冠状 A 血流量，进一步加重病情。

43.长期卧床的老年病人或心脏病人为什么要注意肢体活动？应采取什么措施？

答： 长期卧床病人易有一系列并发症：如下肢静脉血栓形成、肺栓塞、肩手综合征等。应鼓励病人每日定时做主动性和被动性下肢活动，可加速下肢循环血流，减少血栓形成机会。肩手综合征的预防措施是每天定时指导病人做轻缓而又不致于加重心脏负担的上肢伸展活动，亦可在病人肩关节部位做预防性的按摩及热敷等护理。

44.高血压的标准是什么？高血压分几型？

答： 高血压的标准为成人收缩压达到或超过 160mmHg 及舒张压达到或超过 95mmHg 为高血压。分两型：

（1）原发性高血压亦称高血压病，是指病因未明，以动脉血压增高为特征，后期可伴有血管、心脏、脑和肾等脏器损害的全身性疾病。

（2）继发性高血压又称症状性高血压，是某些疾病临床表现的一部分。如：肾小球肾炎，嗜咯细胞瘤，肾动脉狭窄等。

45.临床上常做的化验"血脂"一般有几项？其正常值及临床意义？

答： 常用的血脂检查一般有血胆固醇、β 脂蛋白、甘油三脂。正常值：成年胆固醇 220mg% 以下；β 脂蛋白 610mg% 以下；甘油三脂 160mg% 以下。血浆脂质中一种或多种成分的浓度超过正常高限时称高脂血症，由于血浆脂质为脂溶性，必须与蛋白质结合为水溶性复合物而运转全身，故高脂血症常表现为高脂蛋白血症。

在临床上高脂蛋白血症可分为五型，而在临床上较为多见的为Ⅱ型和Ⅳ型。冠状A粥样硬化病人通常伴有Ⅱ型和Ⅳ型。化验分析一般属Ⅱ型的高脂蛋白血症，其胆固醇增高，β脂蛋白增高，甘油三脂可正常或轻度增高。Ⅳ型高脂蛋白血症其胆固醇和β脂蛋白可正常或轻度增高，甘油三脂增高是其特征。

46．高脂蛋白血症在护理上如何指导其饮食？

答：Ⅱ型高脂蛋白血症时，应指导病人在食谱中以低胆固醇饮食 300mg/日以下，蛋白质、碳化合物不限，以使用不饱和脂肪为主。

Ⅳ型高脂蛋白血症在食谱中以控制碳水化合物为主，控制甜食。除控制体重外，维持标准体重的热量、蛋白质和不饱和脂肪、胆固醇中度限制。

47．如何减轻心脏的前、后负荷？

答：所谓前负荷又称容量负荷，重度心衰的病人需加用利尿剂，以增加钠和水的排出，降低血容量，从而减轻心脏的前负荷。

所谓后负荷又称压力负荷。血管扩张剂作用于小动脉及小静脉。动脉扩张使周围血管阻力下降，心搏出量增加，心室扩张末期容量减少，心室壁张力也就下降，因而心肌耗氧量也下降。

48．左心衰竭和右心衰竭的临床表现有何不同？

答：左心衰竭时肺循环淤血。临床表现为：

（1）呼吸困难，呈端坐呼吸及阵发性夜间呼吸困难；

(2) 咳嗽、咯粉红色泡沫痰；

(3) 口唇及指甲床明显紫绀；

(4) 烦躁不安出冷汗，因脑缺氧出现的精神症状。

右心衰竭时体循环淤血。临床表现为：

(1) 由于各脏器慢性持续淤血而发生的功能改变，有上腹部胀满感，食欲不振，恶心呕吐；

(2) 肝脏肿大，有压痛或出现黄疸；

(3) 颈静脉怒张，肝—颈静脉回流征阳性；

(4) 下垂性凹陷性水肿，严重时全身水肿；

(5) 心功能不全严重者，可出现胸水或腹水；

(6) 紫绀。

49. 何谓上消化道出血及下消化道出血？

答： 上消化道出血是指屈氏韧带以上的消化道，包括：食管、胃、十二指肠或胆道病变引起的出血。多有呕血及黑便。下消化道出血是指屈氏韧带以下的消化道出血。多无呕血而仅有黑便。

50. 呕血与咯血的区别要点？

答： 两者的主要区别如下：

项　　目	呕　血	咯　血
(1) 病因	消化性溃疡、肝硬化、食管胃底静脉破裂、急性胃黏膜损伤、胃癌、食管癌症	肺结核、支气管扩张、支气管肺癌、二尖瓣狭窄
(2) 出血方式	呕出	咳出

项　　目	呕　血	咯　血
(3) 出血先兆	恶心、上腹部不适、呕吐	咳嗽、胸闷、喉痒
(4) 出血物性状	暗红色、咖啡样、可伴食物	鲜红色、伴有气泡痰液
(5) pH 值	酸性	碱性
(6) 出血后情况	伴黑便、无痰	有血丝痰，无黑便

51. 肝硬化，食道、胃底静脉破裂出血的先兆及出血特点？

答： 在呕血前一般无特殊症状，可有轻度上腹不适，恶心。出血特点是大量呕血，大多不含有食物残渣，色泽较鲜红，有时可出现血凝块，多在数小时后或次日出现黑便。大量出血可导致周围循环衰竭。

52. 消化系统疾病的防治原则是什么？护士为什么必须了解这些原则？

答： (1) 强调预防为主的原则：①强调饮食规律和节制烟酒的重要意义；②要宣传饮食卫生对预防疾病、保证健康的重要作用；③指导慢性病人掌握发病的规律性，以防止复发和出现并发症或后遗症。

(2) 强调整体观念，调动病人的主观能动作用。

(3) 明确病因，熟悉各种药物的性能，掌握有效的治疗方法。

护士了解这些原则，即可以结合临床护理进行以预防为主、防病治病的宣传教育，指导病人养成良好的饮食卫生习惯，掌握发病的规律，最大限度地防止复发和并发症的发生，提高人民的健康水平。

53. 何谓应激性溃疡？常发生于哪些疾病？

答：应激性溃疡系指机体在某些严重紧急病态下发生胃及十二脂肠的一种急性溃疡。应激性溃疡常见于颅脑外伤、各种大手术后、大面积烧伤、休克、败血症、尿毒症、肺心病、心肌梗塞等病人。也与某些药物如肾上腺皮质激素、阿斯匹林、保太松等药的应用有关。

54. 临床上慢性胃炎分几型？各临床特点是什么？

答：（1）浅表性胃炎的特点：表现上腹部疼痛，烧心与返酸等。

（2）肥厚性胃炎的特点：症状更明显，甚至有规律性疼痛。

（3）萎缩性胃炎的特点：常有上腹部胀闷不适，嗳气与消化不良。

55. 怎样正确使用制酸剂？

答：在临床工作中为了达到正确使用的目的，应掌握下述用药原则：

（1）使用制酸剂可以有效地中和胃酸，减轻胃液对溃疡内神经末梢的刺激，降低胃蛋白酶的活性，有利于病情的改善，故而可达到迅速止痛、缓解症状的目的；

（2）制酸剂的疗效与胃酸分泌量的多少、胃排空时间的长短，药物溶解度的大小和作用速度的快慢都有密切的关系；

（3）制酸剂与抗胆碱能药可酌情配合使用，相互补充，增强疗效；

（4）制酸剂的用量与用法，应根据不同的病人不同的病情而定。制酸剂一般应在两餐之间、胃酸分泌高峰时及睡前服用，以液体（凝胶、溶液）的效果最好，其次为粉剂，再次为片剂，后者应嚼碎服用，可酌情增加服药次数，而不必增加每次药量；

(5) 深入了解各种制酸剂的副作用。

56. 溃疡病治疗饮食原则是什么？

答：(1) 定时进食，少食多餐。

(2) 食物温软易于消化，减少对溃疡的物理性刺激。

(3) 富于营养，保证热量。

(4) 避免刺激性饮食，减少胃液分泌。

57. 慢性便秘可分为哪几类？

答：(1) 结肠性便秘。包括：①弛缓性结肠性便秘指排便动力缺乏或不足；②痉挛性结肠便秘；③梗阻性结肠便秘。

(2) 直肠性便秘。

58. 什么是门静脉高压症？临床表现？

答：系指门脉系统因多种病因，使其血运受阻，引起血流郁滞和门静脉压力增高的一种病理状态。临床表现有脾脏肿大和脾功能亢进，食道、胃底以及腹壁静脉曲张，肝功能减退，发生呕血、便血及出现腹水。

59. 为什么肝硬化并发上消化道出血病人在出血停止后一定要做清洁肠道的处理？

答：出血后肠内积血，被肠道细菌分泌的氨基酸氧化酶分解而产生氨，吸收后血氨升高而致昏迷，同时还由于肠内积血助长肠道细菌繁殖，肠道产氨能力大增。为了预防因出血而诱发肝性昏迷，应在积极治疗肝病，输血供氧，使用新霉素抑制肠道细菌的同时，采取清肠治疗措施，尽快排除肠内积血。

60. 什么叫肝性昏迷? 主要临床表现?

答:肝性昏迷亦称肝性脑病。系指肝脏功能衰竭,导致机体代谢紊乱,引起中枢神经系统功能障碍而言。临床表现:神志恍惚,躁动不安,意识丧失直到昏迷为主的一系列精神神经症状。

61. 诱发肝性昏迷的常见因素有哪些?

答: (1)消化道出血; (2)镇静剂; (3)利尿剂; (4)高氮质血症;(5)感染;(6)外科手术;(7)外因性高氮质负荷;如高蛋白的饮食,磺胺药物,氨基酸及尿素的应用,均可诱发肝性昏迷;(8)便秘。

62. 在临床上黄疸分几种? 内科黄疸与外科黄疸有什么不同?

答:黄疸分为溶血性黄疸、肝细胞性黄疸、阻塞性黄疸。内科黄疸与外科黄疸的区别如下:

项 目	内科黄疸	外科黄疸
年龄和性别	肝细胞性黄疸发病年龄青、中年均见,男女差别视疾病而异　溶血性黄疸无年龄及性别差异	结石性黄疸发病年龄多在 40 岁左右,女性肥胖者多
病 史	除肝炎及药物史外,在溶血性黄疸中可有药物史或家族史	结石性黄疸有绞痛及黄疸史。癌性黄疸短期内体重减轻。肝内阻塞性黄疸可有病毒肝炎接触史或药物中毒史

项　　目	内科黄疸	外科黄疸
黄疸发生速度	黄疸发生可快可慢，视病因不同而异	结石性及肝内阻塞性黄疸，黄疸发生多迅速，癌性者一般缓慢
皮肤瘙痒	罕见	多见
疼痛	除肝细胞性黄疸可有肝区痛外，溶血性黄疸多无肝痛	结石性黄疸常见右上腹绞痛，癌性黄疸可钝痛或无痛
皮肤黄染	黄染轻到中度，多呈金黄色	皮肤黏膜黄染深
胆囊	不肿大	胆囊可肿大
腹水	肝硬化腹水可为漏出性	癌性腹水可为血性
治疗	以内科治疗为主	多需手术

63．黄疸病人为什么出现皮肤瘙痒？

答：多见于阻塞性黄疸，因其胆汁返流入血循环，胆盐刺激感觉神经末梢而引起皮肤瘙痒。

64．急性胰腺炎是一种什么性质的炎症？

答：系由胰腺酶消化胰腺组织，即胰酶元在胰腺内被激活后，对胰腺组织进行消化，形成的一种化学性炎症。

65．急性胰腺炎的腹痛有哪些特点？

答：（1）腹痛为首发症状者约占90%。

（2）常在饱餐或饮酒过多时突然发病。

（3）疼痛部位与病变部位有关，多在上腹部。胰头炎在右上腹部、胰体炎在中上腹部、胰尾炎在左上腹部疼痛，也可在脐周围或全腹部发生疼痛。

（4）疼痛性质为持续性疼痛，而阵发性加重，多为剧烈疼痛如刀割样。

（5）疼痛可放射到左侧腰部、背部和肩胛部等处。少数病人也可放射到胸骨后，左胸部和下腹部。

（6）疼痛与体位有关，当仰卧时疼痛加重，当坐位或前弯时可以缓解。

（7）其他症状尚有恶心、呕吐，呕吐后疼痛亦可减轻，有时可发生休克。

（8）少数病人可无明显腹痛，但可能并发其他疾病甚至造成死亡。

66. 双气囊三腔管应用于何种疾病？其作用机理？胃囊内注气多少？压力多少？

答： 双气囊三腔管应用在门静脉高压引起的食道下端及胃底静脉曲张破裂出血，用于压迫止血，其止血机理：采用三腔管填塞胃底部黏膜下静脉，使其血液不流向曲张的食管静脉而达到止血目的。

一般胃囊注气 200～300ml，其压力维持在 40～50mmHg（正常门静脉压力为 5～10mmHg）。

67. 早期诊断胰腺炎的最有价值的化验检查是什么？正常值是什么？

答： 是血清淀粉酶试验，正常值是：8～64 单位（温氏法）。

68. 临床常用的肾小球功能检查有哪些？

答： （1）尿常规检查，其中尿蛋白、尿沉渣、尿比重从一定意义上讲可看作是一种肾功能检查。

（2）尿素氮（BUN）的测定：了解血中氮质的潴留情况，可判断肾小球的滤过功能。正常值：不高于 20mg%。

（3）血浆肌酐浓度的测定：可反映肾小球滤过功能的损害程度。

（4）内生肌酐清除率：肾脏在单位时间内能把若干容积血浆中的内生肌酐全部清除出去，称为内生肌酐清除率。

69. 常做的肾小管功能检查有哪几种？

答：（1）酚红排泄试验（PSP 试验）：作为近曲小管的功能测定。

（2）莫氏试验：是测定肾小管的重吸收功能和肾小球的滤过功能的联合试验。

（3）同位素肾图：反映了肾小管的浓缩、分泌和排泄功能。

70. 什么叫肾性水肿？临床表现？

答：肾性水肿是指由肾脏疾病引起的钠、水在体内潴留，其特点为水肿常先发生于组织疏松的部位，如眼睑、面部等处，严重时可迅速遍及全身，以至伴有胸水，腹水，甚至可出现肺水肿、脑水肿而危及生命。

71. 肾性水肿常用利尿剂有哪几种？

答：有三种：

（1）噻嗪类如双氢克尿塞　作用部位主要在肾单位的髓袢升支粗段的皮质部分，通过在该部位抑制氯化钠的重吸收而利尿；

（2）保钾利尿药　如安体舒通，氨苯喋啶。作用部位主要在近曲小管及集合管；

（3）袢性利尿药　速尿与利尿酸。作用部位在髓袢升支，肾功能衰竭伴低血钠症者以选用速尿为好，而伴有代谢性酸中毒者以利尿酸为恰当。

72. 什么叫肾性高血压？引起肾性高血压的疾病有哪些？

答： 肾性高血压是指一些由肾血管性病变、肾实质性病变及肾周围性病变所引起的高血压，称为肾性高血压，是继发性高血压中最多见的一种，又可称之为症状性高血压。

常见的有：肾脏疾病，肾动脉狭窄，急慢性肾小球肾炎、慢性肾盂肾炎及先天性肾脏畸形等。

73. 何谓肾病综合征？病因有哪些？临床表现有何特点？

答： 是由各种不同病因引起的一组临床综合征。

病因：（1）原发于肾小球的疾病。

（2）继发于全身性疾病的肾脏病变：①结缔组织疾病：如系统性红斑狼疮。②代谢性疾病：如糖尿病。③过敏性疾病：如乙型肝炎病毒等。④循环系统疾病：如充血性心衰，肾动脉硬化。⑤中毒性肾病：如铅、磷化锌、蛇毒等。⑥恶性肿瘤：如多发性骨髓瘤、肾癌。

（3）家族遗传性疾病。

（4）其他：如妊娠中毒症，移植肾排异等。

临床表现特点：

（1）大量蛋白尿（24 小时超过 3.5g）；

（2）低蛋白血症（低于 3g%）；

（3）水肿；

（4）高脂血症（可达 500mg%以上）。

74. 肾功能衰竭病人应怎样选择饮食？

答： 饮食疗法是肾功能衰竭综合治疗中的一个重要环节。适宜的饮食应能达到两个主要目的：一是减少蛋白质分解产物的产生。二是防止体内蛋白质的消耗。

其饮食原则：（1）热量：应选择糖为热量的主要来源，并给予适量的脂肪，优质蛋白，以及矿物质维生素。

（2）蛋白质：选用优质蛋白，根据肾功能的情况及在治疗过程中酌情增减。如急性肾功能不全，一般不超过30g/日。

（3）电解质和维生素：钠的摄入量应按病人肾脏对钠保留和排出能力以及是否伴有高血压，心功能不全，水肿等而定，并应增加维生素的摄入。

75. 急性肾炎病变在什么部位？临床特点？

答：主要病变部位在肾小球。

临床表现：全身乏力，精神不振，腰酸，头痛，厌食，恶心等；少尿（每日尿量少于400ml），蛋白尿、血尿，管型尿；水肿，晨起眼睑面部水肿，严重者全身水肿。高血压一般轻度升高或中度升高。

76. 急性肾小球肾炎与肾病综合征出现的浮肿症状有何不同？

答：急性肾小球肾炎浮肿的特点常出现于组织疏松处，如眼睑，头皮及阴部等，严重时可波及全身；肾病综合症多为全身性。

77. 什么叫透析？透析疗法有几种？

答：溶质通过半透膜，从高浓度溶液向低浓度溶液运动叫透析。

分为血液透析、腹膜透析、胃肠透析三种。

78. 透析疗法的原理？

答：血液与透析液之间被一半透膜隔开，能够通过半透膜的中、小分子物质由高浓度向低浓度一方移动，直到平衡为止。而水分则从渗透浓度低的一侧向渗透浓度高的一侧移动，一般用相当于正常体液电解质含量的等渗透析液，若兼水肿、高血压等可使用高渗的透析液以移除体内过多水分。

79．何谓血液透析？

答：将病人的血液引入体外半透膜一侧，而半透膜另一侧充满了透析液，通过透析清除代谢产物和纠正电解质平衡失调。由于血液透析能代替肾脏部分功能，故血液透析装置被称为人工肾。

80．什么是腹膜透析？

答：是以脏层腹膜为半透膜，将腹膜透析液由腹透管注入腹腔，贮留于腹内的透析液与血液通过腹膜完成透析作用。

81．何谓膀胱刺激症？常见于何种病？

答：尿频、尿急、尿痛，膀胱区压痛为膀胱刺激症。常见于：肾盂肾炎，泌尿系感染。

82．严重贫血的病人为什么会出现心悸、气短？

答：由于血红蛋白量和红细胞数减少，携氧能力降低，导致全身组织器官的缺氧。机体对这种缺氧状态有代偿作用，就产生了贫血时各器官、系统的一系列临床表现。如心跳增快、呼吸加速，因此感心悸、气短，并随贫血程度加重而症状逐渐明显。

83．急性白血病的免疫治疗有哪些制剂？

答：（1）非特异性主动免疫疗法：如卡介苗。

（2）特异性主动免疫疗法：常用的制剂为白血病细胞所制成的疫苗。

（3）过继免疫疗法：常用的制剂有转移因子、胸腺素、干扰素。

（4）免疫恢复疗法：如左旋咪唑和胸腺素。

（5）被动免疫疗法：如白血病的免疫血清。

84．多发性骨髓瘤为什么常有骨痛？

答：多发性骨髓瘤是一种浆细胞恶性增生性疾病，主要病理改变是骨髓瘤细胞浸润骨骼，尤易侵犯造血活跃的红髓骨骼。骨皮质变薄或被侵蚀，甚至穿破。扁骨是好发部位，表面可见隆起，本病最常见症状是骨痛。疼痛部位可很广泛，多在胸骨、肋骨、锁骨、脊柱、骨盆和长骨骨骺端，病变的骨骼软而脆，很易发生病理性骨折。

85．弥漫性血管内凝血（DIC）的早期临床表现？

答：（1）指（趾）紫绀，四肢厥冷，呼吸困难，脉细快，脉压小。

（2）尿量减少，甚至无尿，肉眼或显微镜血尿。

（3）烦躁或神志恍惚，少数病人突然抽搐。

（4）静脉采血时，血液迅速凝固。

以上表现属于 DIC 的血管内凝血阶段，即高凝血期。主要因为皮肤、黏膜、肺、肾、脑的弥漫性微血管栓塞所致的临床表现。

86．什么叫贫血？

答：单位容积的循环血液内，血红蛋白量、红细胞数及红细胞压积低于正常，称为贫血。

87．在化疗期间应如何保护血管？

答：由于联合化疗药物品种多，刺激性强，疗程长，必须注意保护病人的血管。

（1）一般从离心脏远端的血管开始，选用两臂静脉，轮换注射，不宜选择最细的静脉，以防药液外渗造成静脉炎、静脉周围炎或局部组织坏死。

（2）穿刺成功后，应先用生理盐水冲洗血管后推化疗药；推完药物后再用生理盐水冲洗血管内腔，以减少药物对血管的刺激。

（3）如有外渗，应立即拔出针头，更换注射部位。药物外渗的局部可进行湿敷、药物封闭或中药外敷。

88.缺铁性贫血用铁剂治疗时临床上要注意什么？

答：（1）要先从小剂量开始逐渐达到足量。

（2）同时口服 VC 可促进铁的吸收，在服铁剂溶液时用玻璃吸管或塑料吸管吸入，勿与牙齿接触以防止破坏牙釉。

（3）饭后服用可减少恶心及上腹不适等胃肠道不良反应。

（4）服药前后一小时左右禁喝茶、咖啡等。

（5）如因并发症需服四环素时，应暂时停服铁剂，因两者互相影响吸收。

（6）如有溃疡并用抗酸剂时，需与铁剂错开时间服用。

（7）服铁剂后可出现黑便，应事先向患者说明。

（8）血色素正常后，继续服铁剂三个月，补充贮存铁。

（9）肌肉注射铁剂部位要深；静脉注射铁剂，注意勿漏出血管而致局部坏死。

89.内分泌腺功能紊乱有哪些类型？

答：可根据临床表现分为以下三种类型：

（1）功能亢进型：如甲亢；

（2）功能减退型：如黏液性水肿；

（3）功能紊乱型：如肾源性尿崩症。

90.内分泌腺功能紊乱的常见原因是什么？

答：（1）神经系统的调节功能障碍，如强烈的精神刺激，可诱发甲亢危象。甲状旁腺功能低下可引起钙性手足搐搦或惊厥。

（2）内分泌腺之间的相互关系失调。

（3）内分泌腺本身的病变和损伤：①先天性发育异常，如甲状腺或垂体先天性发育不全引起的呆小病和垂体性侏儒症；②后天性病变和损伤包括肿瘤、增生、炎症、外伤或手术损伤、局部血液循环障碍、药物、放射治疗。

（4）激素代谢失调。

（5）免疫反应。

（6）遗传缺陷。

91. 甲状腺机能亢进症的临床特点及分类？

答：是指甲状腺功能亢进，分泌激素增多所致的一组常见的内分泌病。临床表现为高代谢症候群，神经、心血管系统兴奋性亢进、甲状腺肿大等特征。甲状腺弥漫性肿大者大多伴有不同程度的突眼症。其分类：

（1）甲状腺性甲亢；

（2）垂体性甲亢；

（3）异源性 TSH 综合征；

（4）卵巢甲状腺肿；

（5）仅有血循环中甲状腺激素增多引起甲亢症状而甲状腺功能不高者；

（6）多发性骨纤维性异常增生症伴甲亢非常罕见。

92. 何谓甲状腺危象及诱因？

答：甲状腺危象是甲状腺功能亢进症的致命并发症。是由于大量的甲状腺素进入血流或机体处于应激状态，使组织对甲状腺素的反应增强，代谢率极度增高所致。

诱发原因：（1）甲亢病人未经治疗或甲亢症状未获得控制而进行手术治疗时；（2）合并感染、精神创伤；（3）手术或^{131}碘治疗后。

93. 甲状腺危象的临床表现？抢救原则？

答：临床表现：

（1）危象前期：体温在 39℃ 以下，脉搏 120～150 次/分，病人有多汗、烦躁、嗜睡、食欲减退、恶心、体重明显减轻；

（2）危象期：体温在 39℃ 以上，脉率 > 160 次/分，有大汗淋漓、谵妄、呕吐、腹泻，甚至脱水昏迷。

抢救原则：

（1）立即给抗甲状腺素合成药物，如甲基或丙基硫氧嘧啶及他巴唑等；

（2）给予碘剂以抑制甲状腺素进入血液；

（3）迅速控制高热症状；

（4）控制心动过速；

（5）对症治疗：呼吸困难者吸氧；烦躁不安者给镇静剂；适当输入葡萄糖盐水，纠正脱水、补充热量，同时补给大量维生素 B、维生素 C；休克时按休克治疗。

94. 内分泌性浮肿常见于哪些情况？

答：（1）甲状腺功能减退所致黏液性水肿。

（2）甲状腺功能亢进所致浮肿。

（3）肾上腺皮质功能亢进性浮肿。

（4）经前期浮肿。

（5）特发性浮肿。（水潴留性肥胖）。

95. 糖尿病的基本病理生理及典型症状？

答：糖尿病是一种常见内分泌—代谢病。病因未明，有遗传倾向。其病理生理改变是由于胰岛素绝对或相对不足，引起糖、脂肪、蛋白质、水及电解质等代谢紊乱，出现高血糖和尿糖。

其典型症状有多尿、多饮、多食和消瘦。重症常并发酮症酸中毒、高渗性昏迷等。

96.糖尿病的临床类型有几种？各发病特点？

答:（1）胰岛素依赖型糖尿病（Ⅰ型糖尿病）即以往称脆性糖尿病或不稳定性糖尿病。

（2）非胰岛素依赖型糖尿病（Ⅱ型糖尿病）即以往称稳定性糖尿病。

发病特点：

项　　目	Ⅰ型糖尿病	Ⅱ型糖尿病
发病年龄	大多为幼年和青年	大多为成年及老年
起　病	较急、症状明显	缓慢、症状较轻
病情的稳定性	不稳定、处理不妥时易发生酮症酸中毒	病情较稳定，发生酮症少
治疗原则	多数需要胰岛素治疗	一般单独用饮食治疗或配合给予口服降糖药可获得良好控制
治疗效果	治疗中易出现低血糖症，因此病情常不易控制	一般病情控制良好

97.为什么糖尿病易并发酮症酸中毒？诱因？

答:糖尿病病人由于某些诱因，使体内胰岛素缺乏进一步加重，血中葡萄糖不能被组织利用，脂肪和蛋白质加速分解而产生大量酮体。由于酮体是强酸，因此当酮体在体内大量积蓄时，就产生代谢性酸中毒，总称为酮症酸中毒。

诱因：可因感染、外伤、手术、妊娠分娩、饮食不当、胰岛素治疗中断或剂量不足，以及产生抗药性等情况引起。

98．什么叫低血糖？临床表现？

答：人体内血糖低于正常值（＜50mg％），为低血糖。由于胰岛素剂量过大及饮食失调、食量减少，或不按时进餐等因素可致低血糖。

临床表现为强烈饥饿感、乏力、心悸、多汗、脉快，严重者可有视力障碍、定向力丧失、惊厥、昏迷、甚至出现呼吸循环衰竭而死亡。

99．胰岛素有几种？两种胰岛素合用时应如何抽吸？

答：胰岛素有速效（正规胰岛素）、长效（鱼精蛋白锌胰岛素）及中效三种。

当两种胰岛素合用时，应先抽吸正规胰岛素，后抽吸鱼精蛋白锌胰岛素。因为前者为酸性，后者含有碱性的鱼精蛋白，具有中和能力。先抽正规胰岛素则可避免针头上的鱼精蛋白锌胰岛素混到酸性正规胰岛素瓶中，而影响其速效特性。

100．糖尿病病人应怎样留取四次尿及临床意义？

答：四次尿即：早、中、晚饭前和晚上睡觉前的尿液。留尿前30分钟先小便一次，让膀胱排空，然后于餐前及睡前留尿检查尿糖。由每次尿糖加号的多少推测每次留尿前30分钟内的血糖水平。

101．糖尿病人留取四段尿及意义？

答：四段尿即：在24小时内分为四段。早饭后—午饭前为第一段，午饭后—晚饭前为第二段，晚饭后—睡前为第三段，睡后—早饭前为第四段。每一段尿不管小便几次，全放在一起，到时间后收集此段时间内的尿，量尿量并记录尿量和做尿糖定性，通过化验可推测每段时间血糖高低程度及持续时间长短。

在分析尿糖时，段尿与次尿、段尿与尿量都要结合起来分析，根据尿糖情况来调整餐前的胰岛素用量。

一般估计尿糖（＋）约含有糖 0.5g%，（＋）可给胰岛素 4^u。

102. 何谓急性中毒？一般常见毒物的分类有几种？

答：剧毒物质或大量毒物突然进入人体，迅速出现中毒症状甚至危及生命称急性中毒。引起中毒的化学物质称毒物。

毒物分类：（1）化学性毒物：如 CO、有机磷、杀鼠剂、磷化锌等；（2）植物性毒物：如曼陀罗类、毒蕈、含亚硝酸盐植物等；（3）动物性毒物：如毒蛇咬伤等；（4）药物中毒：如巴比妥类、酒精、阿托品类等。

103. 急性中毒一般处理原则？

答：（1）立即终止接触毒物，阻止毒物继续侵害人体。

（2）尽快使其排出或分解。

（3）针对毒物性质应用解毒剂或拮抗剂。

（4）对毒物造成的危害进行对症治疗和护理。

104. 何谓结缔组织疾病？其发病原因？发病部位及临床特点？

答：疏松结缔组织和血管有黏液样水肿和纤维蛋白样变性、坏死时统称为结缔组织疾病。

其发病原因多数认为是一组自身免疫性疾病。免疫反应部位主要是疏松结缔组织。疏松结缔组织广泛分布于身体各处，特别是皮肤、血管壁、心内膜、浆膜、滑膜等部位。故一旦发病就可在同时或不同时期产生皮肤、肾脏、心脏、胸膜、关节及其他脏器病变。

其临床共同特点：（1）多器官受累，而以某些器官受累较重；（2）大多有长期不规则发烧、关节痛、慢性病程、发作和缓解相交替；（3）各病可互相转变或呈重叠现象相互并存；（4）常有免疫球蛋白增高或其他血清学异常，血沉加快。

105. 何谓系统性红斑狼疮？

答：简称（SLE）是一种全身性自身免疫性疾病，除皮肤和肾脏外常累及全身多个器官，血清中有多种自身抗体，特别是抗核抗体，是本病的特征性标志。

106. 什么是颅内压增高？

答：正常人当颅缝闭合后，颅腔的容积是恒定的。在正常情况下颅腔容积及其所含的内容物的体积是相适应的，并在颅内保持一定的压力，这种压力称为颅内压。在侧卧位时，经腰椎穿刺所得的脑脊液的静水压高度，即代表颅内压力。

正常成人的颅内压为 $70 \sim 180$ mmH$_2$O。脑脊液压力超过 200 mmH$_2$O 时就属于颅内压增高。

107. 颅神经有几对？各有什么机能？

答：颅神经共有十二对：

第 I 对是嗅神经，管嗅感觉；

第 II 对是视神经，管视感觉；

第 III 对是动眼神经，为运动性颅神经，支配大部分眼外肌，使眼球向上内、上外、下内、下外运动，支配眼内肌使瞳孔收缩；

第 IV 对是滑车神经，为运动性颅神经，支配上斜肌，使眼球向下外运动；

第Ⅴ对是三叉神经，为混合性颅神经，其运动纤维支配咀嚼肌。管张口、咀嚼动作，其感觉纤维分布于面部皮肤、眼结膜、鼻腔及口腔黏膜；

第Ⅵ对是外展神经，为运动性颅神经，支配外直肌、使眼球向外侧运动；

第Ⅶ对是面神经，支配面部的表情肌（眼轮匝肌、口轮匝肌、颊肌等），管表情动作。

第Ⅷ对是听神经，为感觉性颅神经，含有耳蜗神经和前庭神经；

第Ⅸ对是舌咽神经，为混合性颅神经。支配咽部肌肉及悬雍垂，管吞咽动作，舌后 1/3 的味觉及咽、舌的感觉；

第Ⅹ对是迷走神经，为混合性颅神经，运动支配咽、喉部肌肉，管吞咽及发言动作；副交感纤维管内脏功能调节；感觉纤维管外耳道感觉；

第Ⅺ对是副神经，为运动性颅神经，支配斜方肌与胸锁乳突肌，管耸肩及转头动作；

第Ⅻ对是舌下神经，为运动性颅神经。支配舌肌，管伸舌动作。

108. 何谓运动性、感觉性、命名性失语？

答：（1）运动性失语：主要病变在额下回后部，临床表现为能理解别人的语言，但不能用语言回答别人的问话。

（2）感觉性失语：病变在颞上回后部，表现为对语言理解的能力发生困难，病人听不懂别人说话和自己说话的意思。虽然听觉正常，讲话也较流利，但言语错乱而割裂，常常答非所问。

（3）命名性失语：病变在颞叶后部和顶叶下部，表现的特点是对认识和熟悉的人和物品说不出名字，但知道其人是谁，也知道物品之用途。

109. 出现偏瘫时，病变可能在哪些神经部位？

答： 产生偏瘫的部位有三：（1）在脑干，脑干有局限性病变时产生交叉性瘫痪，即病变同侧颅神经瘫痪，病变对侧肢体瘫痪；（2）在内囊，内囊有病变时产生对侧面下部表情肌、舌肌瘫痪及对侧肢体瘫痪；（3）在皮层及皮层下，此处病变产生的瘫痪多为单瘫，常表现上、下肢运动障碍程度不等，或者上肢重、下肢轻，甚至下肢无瘫，仅有腱反射亢进及病理反射；或者相反，下肢重上肢轻，甚至上肢无瘫痪，仅有腱反射亢进及病理反射。

110. 病人头痛时应观察哪些内容？

答： 可包括三方面内容：

（1）**头痛的性质和强度** 偏头痛、高血压及发烧性头痛为搏动性跳痛。肌肉收缩性头痛为持续性钝痛或胀痛、紧缩痛。脑膜炎、蛛网膜下腔出血产生急性剧烈的头痛，伴有频繁呕吐。颅内压增高产生持续性头痛伴有呕吐；

（2）**头痛的时间** 高血压头痛晨起重。偏头痛发作早晨可有预感。午后减轻的定时性头痛多为额窦炎。眼病性头痛一般午后加重。颅内压增高的头痛多夜间加重。

（3）**体位影响** 特殊强迫头位性头痛，可能是脑室系统（特别是四脑室内）肿瘤所致。偏头痛卧位反比立位重。在体位变动加重的头痛有外伤性头痛、腰穿后头痛和颅内压增高性头痛。

111. 何谓眩晕？

答： 眩晕是一种运动幻觉或错觉。根据眩晕的程度可分为真性眩晕和假性眩晕。真性眩晕是病人本身或外界环境呈静止状态，或仅有轻度的运动，但病人有自身或外界环境旋转、翻转、倾倒和乘船样感觉。假性眩晕是仅感外界环境呈轻微晃动。上述二种眩晕是病人本身或外界环境呈静止状态时而获得的运动感觉，实质上是幻觉；或者病人本身或外界环境仅有轻度的运动，而却获得剧烈的运动感觉，实质上是错觉。

112. 蛛网膜下腔出血为什么头痛剧烈？

答：其原因有：（1）血液进入蛛网膜下腔，红血球及其破坏产物刺激脑膜，引起脑膜刺激性头痛；（2）大量红血球进入蛛网膜下腔之后，破坏而释放出含氧血红蛋白，进一步形成胆红素。红血球及胆红素刺激脑膜及三叉神经根、脊神经后根，产生脑膜及神经根激惹性疼痛；（3）出血在 100ml 以上立即可游离出大量活性钛和 5-羟色胺，引起血管性头痛；（4）由于颅内出血可产生脑水肿、颅内压增高、脑组织移位，而引起颅压变动性头痛或牵引性头痛。

113. 为什么脑出血病人经常发热？

答：引起发热的原因：（1）中枢性高热，发病后即出现高热，是因为病变损害了丘脑下部的体温调节中枢；（2）合并感染，如肺炎或膀胱炎病初体温正常，以后体温逐渐升高，呈弛张热；（3）吸收热，因出血后血液被机体吸收所引起，多为低热。

114. 多发性硬化的临床特点是什么？

答：临床特点有：（1）中枢神经系统病灶的多发性，常同时存在大脑、小脑、脑干、脊髓、视神经等两处以上病灶损害的症状体征；（2）病程中有反复缓解和复发，症状与体征多变；（3）发病年龄在 15～50 岁之间；（4）临床上排除神经系统肿瘤、血管瘤、颈椎病、脑脊髓蛛网膜炎、梅毒等疾病。

115. 看到肌肉萎缩时应该想到是由哪些疾病引起的？

答： 产生肌肉萎缩的疾病主要为三类：（1）肌病：系肌肉本身的疾病。引起肌肉萎缩的疾病有进行性肌营养不良症、肌强直性肌营养不良症及肌炎；（2）周围神经病：包括神经根、神经丛、神经干、神经末梢的损害；（3）前角细胞疾病：包括婴儿瘫，进行性脊肌萎缩、肌萎缩侧索硬化。

116. 常见癫痫发作有哪些形式？

答： 临床常见为大发作、小发作、局限性发作与精神运动性发作四种。

二、外科护理

117. 外科手术前为什么需要进行麻醉？

答：（1）消除手术中引起的疼痛，使病人能在无痛的条件下接受手术治疗。

（2）防止手术操作引起的不良神经反射。如术中牵拉胃肠、刺激支气管、盆腔脏器等，引起迷走神经反射性兴奋而产生心动过缓和血压下降，故必须阻断这种神经反射，使手术顺利进行。

（3）减轻病人对手术的恐惧感，顺利接受手术治疗。

118. 为什么麻醉前需要禁食？如何掌握禁食的时间？

答： 除了在局麻下行小手术外，通常麻醉前均按常规禁食禁水。其原因：

（1）防止术中和术后呕吐引起误吸，而发生吸入性肺炎

或呼吸道梗阻而窒息;

（2）胃肠手术要保持胃肠道内腔空虚，避免胃肠内容物污染手术野，或使术后胃肠道膨胀;

（3）某些手术在操作时可能刺激腹膜或内脏，而使术后出现腹胀及呕吐;

（4）有些局麻或神经阻滞麻醉，由于术中需改换术式而进行全麻，因此术前需按全麻要求，作好禁食准备。

术前禁食时间一般为 6~8 小时。上午八时手术，应于前日晚九时后开始禁食;下午二时手术，当日早餐前开始禁食。禁食同时应禁服药及水。急症手术例外。

119. 麻醉前用药的目的是什么?

答:（1）术前晚服用镇静安定药，减轻病人紧张情绪，消除其对手术的恐惧心理，保证术前晚有一良好的睡眠和充分的休息。

（2）术前注射哌嗜啶、吗啡等镇痛药，以增强麻醉作用，提高病人的痛阈;注射安定、巴比妥类镇静药，起镇静、催眠作用。

（3）术前注射阿托品、东莨菪碱类药物，减少术中呼吸道黏液和唾液的分泌，保持术中呼吸道通畅。

120. 什么叫蛛网膜下腔阻滞麻醉?

答: 蛛网膜下腔阻滞麻醉，又称脊髓麻醉或脊椎麻醉，简称腰麻。是将麻醉剂（普鲁卡因）注入蛛网膜下腔，使部分脊神经根产生暂时性麻痹，麻醉平面以下部位的感觉神经和运动神经被麻痹，痛觉、触觉及温觉消失。

121. 什么叫硬脊膜外腔阻滞麻醉?

答: 硬脊膜外腔阻滞麻醉，简称硬膜外麻醉。是将麻醉剂（利多卡因）注入硬脊膜外腔，使某一部分脊神经暂时麻痪，使躯干某一截段的感觉神经和运动神经麻痹，痛觉、触觉及温觉消失。

122. 什么叫连续硬膜外麻醉？其优点是什么？

答： 连续硬膜外麻醉，是将特制的塑料管经穿刺针，插入硬脊膜外腔，经此导管将麻药按需分次注入，达到控制时间长，安全、有效的目的。

其优点是麻醉剂注入硬脊膜外腔，未进入蛛网膜下腔，药量又是分次投入，每次进入药量小，故引起的各种不良反应少，是目前临床上应用最广泛的一种麻醉方法。

123. 腰麻术后血压下降的原因是什么？应如何处理？

答： 腰麻术后常发生血压下降的临床征象，其主要原因是麻醉平面以下区域的交感神经被阻滞，副交感神经的作用相对增强，出现血管扩张，局部的有效循环血量相对减少，靠平面以上未麻醉区域的血管收缩来代偿，致使回心血量减少，心输出量降低，而血压呈下降趋势。

一般术后回病房，应平卧、观察血压、脉搏6小时。如发现病人血压下降、脉搏增快、面色苍白，应及时报告医生，同时进行静脉输液扩充血容量，亦可静注麻黄素促进血管收缩，血压回升。

124. 腰麻术后头痛的原因？应如何处理？

答： 腰麻术后常发生头痛，伴恶心，有的病人坐起时加剧，平卧后减轻，其主要原因：有人认为是由于脑脊液外漏引起颅内压降低所致；亦有人认为是麻醉药物不纯、穿刺时出血或穿刺时将皮肤上的碘酊带入脑脊液等原因，造成对脑膜的刺激，使脑脊液分泌增多，颅内压升高引起。

处理方法：

(1) 低颅压性头痛　一般腰麻术后常规去枕平卧六小

时，以防止低颅压性头痛的发生。如发生头痛，可让病人安静卧床，或取头低脚高位；按医嘱静脉推入注射用水 10ml 利用渗透压的关系，使低渗的注射用水向高渗的脑脊液方向流去，增加脑脊液容量，解除头痛；或口服烟酰胺以扩张脉络膜丛，增加脑脊液的产生；亦可用针刺太阳、印堂、风池、合谷等穴位止痛。

（2）高颅压性头痛　可用苯甲酸钠咖啡因 0.5 克加入 50% 葡萄糖液 20ml 内静脉注射，苯甲酸钠咖啡因能使脑小动脉收缩，血流量降低，脑脊液生成减少，颅压降低以减轻头痛。

125. 腰麻术后发生尿潴留的原因？应如何处理？

答：腰麻术后，骶前神经受阻滞，逼尿肌松弛，不能自主排尿而引起尿潴留；亦可能因会阴部伤口疼痛或不习惯于卧床排尿引起，故术后护理要观察病人是否已排尿，术后 6 小时尚未排尿，要检查膀胱充盈情况。如发生尿潴留，则应协助病人改变体位以适应排尿习惯；可在下腹部作热敷听流水声或冲洗会阴等方法诱导排尿，必要时作导尿术。切忌用暴力压迫膀胱，以免发生意外。

126. 硬膜外麻醉术后护理上需注意什么？

答：硬膜外麻醉在给麻药后，亦可因麻醉区血管扩张而出现一时性血压下降及呼吸抑制，在补充血容量及给氧辅助治疗下，很快能得到纠正，因利多卡因药物作用消失时间较短，一般术毕回病房后病情已稳定，故护理上只需测 3～4 小时血压、脉搏就可以了，病人可以给枕自由卧位，护理方便简单。

127. 全麻术后病人的主要护理有哪些？

答：（1）全麻未清醒前，病人处于意识丧失阶段，为防止各种合并症或意外的发生，必须有专人守护，直至清醒为止。

（2）保持呼吸道通畅。全麻未清醒前，下颌关节部位的肌肉松弛，舌根易后坠而阻塞咽喉通道，一般在咽喉部置通气导管，并可通过导管吸出呼吸道分泌物，以保证呼吸道通畅。待病人逐渐清醒，自己用舌将通气导管推出时，可将导管取出。

（3）恶心呕吐。乙醚全麻后常出现恶心呕吐等胃肠道反应，故麻醉未清醒前，病人应平卧头侧向一边，防止唾液和呕吐物误吸入呼吸道。一旦发生误吸，应立即采取头低位，使声门裂高于食道入口，呕吐物流向鼻咽腔然后从口角流出，此时可用吸引器清除口鼻腔的残余呕吐物，保持呼吸道通畅。

（4）认真观察血压、脉搏、呼吸，每 15～30 分钟一次。发现异常体征，应区别麻醉剂的影响或手术后出血情况，以便采取紧急措施，排除险情。

（5）麻醉清醒前，病人可出现躁动不安，如拔管、坠床等危险，守护者必须注意安全，可按医嘱给镇静止痛剂，必要时采用约束带，保护病人的安全。

128．化脓性感染的一般临床表现是什么？

答：（1）局部红、肿、热：由于组织内充血和渗血，局部表现出红、肿、热。

（2）疼痛：主要是炎症反应，使组织内压力增高，刺激痛觉神经末梢的表现，一般局部有触痛或压痛。

（3）功能障碍：其原因一方面由于疼痛，局部肢体活动后疼痛加剧而引起；另一方面是局部器官受感染的影响，不能正常进行生理活动，如脓胸影响呼吸，腹膜炎引起肠麻痹等。

（4）体温增高：感染后产生大量致热原，进入血循环，引起寒战。通过寒战肌肉不自主的收缩产生大量的热，随即高烧。

（5）脉搏加快是交感神经兴奋所致。为适应发热代谢增高所需的氧消耗，而使呼吸加快。

（6）血液中白细胞增多。

129．疖和痈的区别？

答：疖是一个毛囊及其所属皮脂腺的急性化脓性感染，可扩展到皮下组织。痈则是多个相邻的毛囊及其所属皮脂腺或汗腺的急性化脓性感染，或由多个疖融合而成。

130．什么叫毒血症、败血症和脓毒血症？其血培养结果有何不同？

答：毒血症是细菌局限于局部感染病灶，而产生的大量毒素，进入血循环产生临床症状，血培养为阴性。

败血症为细菌进入血循环，并迅速繁殖产生临床症状，血培养为阳性。

脓毒血症为化脓菌栓子，自感染病灶间歇地进入血液中，随血流运行，并在全身其他器官发生栓塞而引起转移性脓肿，产生临床症状称脓毒血症，血培养有时呈阳性。

131．破伤风的发病原因及其临床表现是什么？

答：破伤风是一种外伤或产科接生后发生的特异性感染，由破伤风杆菌感染所致。此种杆菌广泛存在于泥土和人畜粪便中，是革兰氏阳性厌氧性芽胞杆菌。破伤风的发病，除了细菌毒力强、数量多、缺乏免疫力等因素外，局部伤口的缺氧是发病的最有利因素。

破伤风杆菌产生的痉挛毒素，作用于脊髓前角细胞或神经肌肉终板，引起有特征性的全身横纹肌紧张性收缩或阵发性痉挛。临床表现为咀嚼不便，张口困难，牙关紧闭，颈项强直，头略向后仰，面部表情肌群呈阵发性痉挛，使病人出现"苦笑脸"。背肌、腹肌、四肢肌发生僵硬，出现角弓反张，四肢屈曲等。在持续紧张收缩的基础上，任何轻微的刺激如声、光、震动、触摸等，均能诱发全身肌群的痉挛和抽搐，病人表现面色紫绀、呼吸急促、口吐白沫、流涎、磨牙、全身大汗淋漓等。

132．什么叫损伤？

答：外界刺激作用于人体，造成组织或器官在解剖上的破坏和生理上的紊乱，称为损伤。

133．损伤分哪几类？

答：（1）闭合性损伤：受伤部位的皮肤完整，而深部组织断裂或受损伤者。如挫伤、捩伤、震荡伤、挤压伤等。

（2）开放性损伤：受伤部位皮肤或黏膜的完整性受到破坏，形成开放性的伤口或创面，使皮下组织与外界相通者。如擦伤、刺伤、切割伤、撕脱伤、枪伤、炸伤、化学性灼伤、各种动物咬伤及虫类蜇伤等。

134．出血有哪几类？如何判断？

答：（1）动脉出血：血色鲜红，血流急，呈喷射状。

（2）静脉出血：血色暗红，流出缓慢，量较多。

（3）毛细血管出血：血色鲜红，从伤口渗出，常找不到明显的出血点，量较少，能自行凝结。

135．出血病人现场抢救时常用哪几种止血方法？如何选择和处理？

答：（1）加压包扎止血：适用于静脉或毛细血管出血。将无菌纱布（或干净毛巾等）填盖于创口处，再用绷带或布条加压包扎以止血。

（2）指压止血：适用于动脉出血。在出血部位的近心端摸到搏动的浅动脉，用手指、手掌或拳把血管压向下面的骨头，以阻断血流，达到临时止血的目的。

（3）止血带止血：适用于四肢大动脉出血，用胶皮管在出血部位的近心端将整个肢体用力绑扎，以完全阻断肢体血流，达到止血目的。

（4）绞带止血：没有胶皮管时可用布带代替。因布带无弹性，用一般方法绑扎难以止血，故强调要"绞绑"。即将布带绕肢体一圈，两头交叉打一活结，使一头留成一小套；取一小木棒穿进活结下，绞紧，再将小木棒一头插入小套内，拉紧小套，把木棒固定住。

136．各个不同部位指压法止血如何选择压迫点？

答：头顶前部止血，压颈根部气管外侧的颈动脉（不能同时压两侧，避免阻断全部脑血流）。

上臂出血，在锁骨上摸到血管搏动处，向后下方压锁骨下动脉。

前臂出血，在上臂中段内侧凹陷处压肱动脉。

手部出血，在手腕两侧压桡动脉及尺动脉。

大腿出血，在腹股沟中点内下方压股动脉。

小腿出血，在腘窝中部压腘动脉。

足部出血，在踝关节前后方压胫前动脉及胫后动脉。

整个下肢大出血，也可在下腹正中用力压迫腹主动脉。

137．使用止血带时应注意哪些事项？

答：（1）扎止血带的部位应在伤口近心端，尽量靠近伤口。前臂和小腿不适于扎止血带，因此处有两根骨头并列，骨间隙可通过血流，止血效果不佳。上臂止血带不可扎在中1/3处。以防勒伤挠神经。

(2) 扎止血带前，应先垫上三角巾或毛巾，避免止血带直接接触皮肤而损伤皮肤。

(3) 扎止血带时，应将胶皮管适当拉长，绕肢体2~3圈后再固定，借胶皮的弹力回缩压迫动、静脉。绑扎不要过紧或过松，以远端动脉搏动消失为合适。

(4) 尽量缩短扎止血带的时间，以1小时左右为宜，最长不超过4小时。

(5) 使用止血带期间，每隔半小时至1小时应放松止血带一次，放松时可用指压法临时止血，以缓解局部肢体的缺血。松解1~2分钟后，立即在稍高的平面上扎止血带，不要在同一部位反复绑扎。

(6) 放松止血带时动作应缓慢，防止患肢血流突然增高，使末梢血管容易受损，并影响全身血液的重新分布，使血压下降。

(7) 上止血带的病人在护送过程中，对伤情应有明显标记，写明血流阻断的具体时间，以便他人按时放松止血带，防止肢体长时间阻断血流，造成组织严重缺血坏死。

(8) 使用止血带时要注意肢体的保温，因伤肢血液循环被阻断，抗寒能力低下，容易发生冻伤。

138. 伤口是怎样愈合的？

答：伤口是通过结缔组织修复、伤口收缩以及上皮再生而达到愈合的。

139. 影响伤口愈合的因素有哪些？

答：(1) 全身性因素：

①全身性疾病，如休克、恶性肿瘤等，影响伤口愈合；

②年龄，老年人血管硬化，局部血液供应减少，对组织修复不利；

③蛋白质缺乏，可引起血浆蛋白降低和伤口水肿；

④维生素缺乏，可直接或间接影响伤口愈合。

（2）局部因素：

①伤口内血肿，可使创缘分离，影响伤口愈合，而且肿物压迫血管，血液循环障碍，导致继发感染；

②坏死组织和异物，可引起炎性反应，诱致继发感染；

③伤口感染，细菌毒素溶解蛋白质和胶原纤维，引起出血或血栓形成，不利伤口愈合；

④术中广泛剥离或过密缝合，术后包扎过紧，局部血流障碍，均不利愈合。

140. 换药的基本原则是什么？

答：（1）换药前要仔细了解病情和伤口情况，充分备好必要的用物，并向病人说明换药的必要性，取得合作。

（2）掌握无菌原则，严格区分无菌和有菌，防止交叉感染。

（3）保证充分引流，分泌物的积聚不利伤口愈口，一般感染伤口应放凡士林纱条或盐水纱条引流，深部伤口渗出液多的可放引流管，保证引流通畅，促进伤口愈合。

（4）排除各种对伤口愈合不利因素，尽量建立有利于组织修复的条件，促进伤口愈合。

141. 什么叫糜烂？

答：皮肤或黏膜上皮细胞坏死、脱落，造成表浅上皮缺损，其缺损深度局限在表皮上称为糜烂。如口腔糜烂、宫颈糜烂等。

142.什么叫溃疡？

答： 皮肤或黏膜组织坏死、脱落，所形成的局限性缺损，深度超过表皮，称为溃疡。如口腔溃疡、胃和十二指肠溃疡、皮肤溃疡等。

143.什么叫窦道？

答： 人体某些深部组织发炎，炎症逐渐向外延伸，形成一个狭窄的管道，通到身体的表面，有一个外口，这种病理性盲管叫窦道。

144.什么叫瘘管？

答： 由于感染、外伤或肿瘤破溃等，造成体表与体腔之间一种病理性管道，这种管理具有两个或两个以上的开口叫瘘管。

145.何谓面部三角区？该部位有疖肿时为什么不能挤压？

答： 两侧嘴角到鼻根部（内眦）之间的区域为面部三角区。此处静脉网的血液经内眦静脉、眼静脉流到颅内海绵窦。挤压三角区的炎性疖肿时，可使感染沿静脉扩散到颅内，发生海绵窦炎或颅内脓肿。

146.胸腹部手术后发生肺不张的原因是什么？

答： 胸腹部手术后，因手术切口疼痛、仰卧体位、活动受限，妨碍病人吸气和咳嗽咯痰，支气管内被黏稠的痰堵塞；亦可因麻醉和术后误吸口腔、胃肠道的内容物，直接堵塞支气管。支气管被堵塞后，受阻下段肺叶或肺段萎缩，即形成肺不张。

147.术后发生肺不张应如何防治？

答： 预防：（1）胸部手术病人术前练习腹式呼吸；腹部

手术病人练习胸式呼吸，使术后能维持正常呼吸；

（2）吸烟的病人，术前一周应停止吸烟，减少上呼吸道分泌物；

（3）有呼吸道感染的病人，应控制感染后再接受手术治疗；

（4）避免术中或术后发生呕吐和误吸，术前常规禁食，麻醉期间应平卧侧头位，尽量吸出气管内分泌物；

（5）术后鼓励和协助病人作深呼吸和咳痰，适当变换体位，定时做雾化吸入等。

治疗：一旦发生肺不张，首先要帮助病人咳出堵在气管内的痰液，可用双手按住切口两侧，病人深吸气后用力咯痰，要说明咯痰的重要性，取得病人合作。年老体弱无力咳嗽者，可用吸痰法刺激咽喉部诱发咳嗽。严重呼吸困难者，作气管切开。

148. 手术后切口裂开的原因有哪些？

答： 全身性原因：

（1）慢性营养不良；

（2）维生素缺乏；

（3）老年人切口愈合能力差；

（4）全身性疾病如糖尿病、贫血、恶性肿瘤等；

（5）长期激素治疗、抗癌化疗或放疗的病人。

局部原因：

（1）切口血肿、感染；

（2）皮肤切除过多，切口张力大；

（3）躯体某些部位如下肢，血循环较差；

（4）切口缝合技术不当，皮肤对位不佳，缝线过松或过紧；

（5）缝线拆除过早；

（6）腹部压力突然增高，如咳嗽、打喷嚏、呕吐、呃逆、大声哭闹、用力排便等，引起切口裂开。

149.腹壁切口裂开从病理角度分哪两类？

答：分完全性和不完全性两类。

安全性切口裂开是腹壁各层组织包括表皮、皮下组织、肌层、腹膜完全裂开，肠袢或其他脏器自裂口处脱出，病人可出现不同程度的休克。

不完全性切口裂开，仅腹壁的一层或数层裂开，多数是腹膜裂开，仍有一部分组织（大多是皮肤）保持完整，腹内脏器可部分脱出于腹壁组织之间，称之为切口疝。

150.腹壁切口全层裂开的临床表现及紧急处理？

答：临床表现：病人腹壁切口处突然流出大量粉红色血性液体，检查伤口可从裂开的切口处见到肠管、网膜等内腔外露。

紧急处理：一旦发生切口裂开，要沉着冷静加以处理。首先去除各种继续增加病人腹压的因素，如半卧位要立即放平，告诉病人暂时不要做咳嗽、用力等增加腹压的动作。其次移去覆盖在腹部的被褥衣物，已经流出腹腔的内脏切勿推回腹腔可用多层无菌巾覆盖，尽量减少污染的机会。及时与医生和手术室联系，用平车护送病人进手术室缝合处理。

151.烧伤面积的计算法？

答：（1）新九分法：

成人：头颈部占 9%，其中发部 3%，面部 3%，颈部 3%。

双上肢占 18%，双上臂 7%，双前臂 6%，双手 5%。

躯干占 27%，躯干前面 13%，躯干后面 13%，会阴 1%。

双下肢占 46%，双臀 5%，双大腿 21%，双小腿 13%，双足 7%。

小儿：头颈部 9 + (12 - 年龄)%

双上肢 18%，躯干 27%，双下肢 46 - (12 - 年龄)%。

(2) 手掌法：

病人自己的一侧手掌（五指并拢）的面积占体表面积的 1%。

152. 烧伤的深度分几度？各度烧伤的组织损伤程度及临床表现？

答：烧伤分为 Ⅰ 度、浅 Ⅱ 度、深 Ⅱ 度及 Ⅲ 度。

Ⅰ 度烧伤（红斑）：损伤程度达表皮角质层，生发层健在。临床表现为轻度红、肿、痛、热，感觉过敏，表面干燥无水泡。

浅 Ⅱ 度烧伤（水泡）：损伤达真皮浅层，部分生发层健在。临床表现剧痛，感觉过敏，有水泡，泡皮剥脱后可见创面均匀发红、潮湿、水肿明显。

深 Ⅱ 度烧伤（水泡）：损伤达真皮深层，有皮肤附件残留。临床表现痛觉较迟钝，有水泡或无水泡，基底苍白，间有红色斑点，创面潮湿。

Ⅲ 度烧伤（焦痂）：损伤达皮肤全层，有时可深达皮下组织、肌肉和骨骼。临床表现皮肤痛觉消失、无弹性、干燥，无水泡，如皮革状，苍白、焦黄或碳化。

153. 何谓正常颅内压？

答：成人的头颅是一个半封闭的腔体，各人的颅腔容积是恒定的，其中有脑组织、脑脊液、血液三种不能被压缩的内容物。正常时，颅腔容积和其内容物的体积是相适应的，颅内保持一定的压力，称为颅内压。正常成人的颅内压为

70～180毫米水柱（相当于5～13.5毫米汞柱），以平卧位时侧脑室内液体的压力为代表，可在侧卧位时经腰穿测得，亦可直接从侧脑室通过电测压表测定。

154.什么叫脑疝？

答：颅内压力增高到达一定程度时，颅腔内某一分腔的局部压力比邻近分腔内的压力为高，使部分脑组织从高压的颅分腔通过颅内空隙被挤向低压的颅分腔内，这种局灶性颅内压增高造成的脑组织移位，称之为脑疝。

155.脑疝形成的原因？

答：任何能引起颅腔内压力分布不均的因素都可引起脑疝。常见的病因有颅脑损伤引起的颅内血肿、脑水肿，先天性脑积水、脑脊膜膨出症，颅内脓肿，颅内肿瘤颅内寄生虫病等。

156.脑疝有哪两种？小脑幕裂孔疝的临床表现？

答：脑疝有小脑幕裂孔疝和枕大孔疝两种。

小脑幕裂孔疝的临床表现：

（1）头痛、剧烈恶心、喷射性呕吐；

（2）进行性意识障碍，病人从清醒逐渐转为嗜睡、昏沉以至昏迷；

（3）两侧瞳孔不等大。患侧瞳孔由缩小逐渐扩大，呈不规则，光反应由迟钝至消失，但健侧瞳孔仍正常，晚期可双侧瞳孔散大，光反应消失；

（4）运动感觉障碍。运动障碍发生在瞳孔散大侧的对侧，表现为肢体自主活动减少、瘫痪、肌张力增加、腱反射亢进、锥体束征阳性，对疼痛刺激反应减弱或消失；

（5）生命体征紊乱。血压忽高忽低，呼吸忽快忽慢，脉搏快慢不均，面色绯红或苍白，体温高至41℃或低至35℃，最后血压下降，呼吸心跳停止；

157.什么叫脊髓休克？

答：一时性脊髓震荡，但无神经细胞或纤维破坏。出现感觉、运动、反射暂时消失，于数小时或数日后开始恢复。

158.甲状腺大部切除手术后的主要并发症及其原因？

答：（1）术后呼吸困难和窒息。发生在术后48小时内。其原因：①切口内出血压迫气管；②喉头水肿及痉挛；③气管软化发生塌陷；④痰液血块等异物堵塞。

（2）喉返神经损伤。

（3）喉上神经损伤。

（4）手足抽搐。原因：术中甲状旁腺被损伤或误切，致血钙降低至8毫克%以下。（正常9毫克%～11毫克%）。

（5）甲状腺危象。原因：手术前准备不够，甲亢症状未很好控制。

159.甲状腺大部切除术后出现呼吸困难的临床表现及如何处理？

答：临床表现：进行性呼吸困难、烦躁、发绀，甚至窒息。如因切口出血，还可有颈部肿胀、切口渗血等。

处理：术后床旁常规备无菌手套及气切包。发生上述情况，应及时剪开缝线，去除血肿，恢复呼吸后送手术室处理；若呼吸仍未改善，应立即行气管切开术。

160.甲状腺大部切除手术后合并喉返神经损伤、喉上神经损伤的临床有哪些表现？

答：喉返神经一侧损伤，可因声带麻痹而引起声音嘶哑；双侧损伤，可引起失音或呼吸困难。

喉上神经外支损伤，可使环甲肌瘫痪声带松弛而音调降低；喉上神经内支损伤，可使喉部黏膜感觉丧失，进食、饮水时发生误咽而咳呛。

161. 甲状腺大部切除术后发生甲状腺危象的临床表现及紧急处理?

答: 临床表现: 术后 12 ~ 36 小时内, 出现高热、脉快弱、烦躁、谵妄, 甚至昏迷, 常伴有呕吐与腹泻。

处理: 及时给碘剂、镇静剂、氢化可的松、降温、吸氧、输液等。

162. 急性乳腺炎的病因?

答: (1) 乳汁淤积: ①乳头发育不良, 过小或内陷, 妨碍哺乳; ②乳汁过多或婴儿吸乳太少, 致乳汁不能完全排空; ③乳管不通, 影响排乳。

(2) 细菌侵入: ①由于乳头破损, 细菌沿淋巴管入侵; ②婴儿口含乳头而睡, 或婴儿有口腔炎吸乳, 使细菌直接侵入乳管。

(3) 产妇分娩后全身抗病能力低下。

163. 急性乳腺炎的预防?

答: 关键在于避免乳汁淤积, 同时防止乳头损伤, 保持局部清洁。妊娠期应经常用温水、肥皂洗净两侧乳头, 如乳头内陷, 可经常挤捏、提拉以矫正。要养成定时哺乳、婴儿不含乳头睡觉等良好哺乳习惯。每次哺乳要将乳汁吸空, 如有淤积, 可用吸乳器或按摩法以排空乳汁。哺乳后要清洁乳头, 有破损或皲裂, 要及时治疗, 注意婴儿口腔卫生。

164. 胸廓的解剖和生理特点?

答: 胸廓由胸椎、胸骨、肋骨及肋间组织组成, 外有胸壁和肩部肌肉, 内有胸膜。

肋骨共 12 对, 第 1 ~ 7 肋为真肋, 第 8 ~ 10 肋为假肋, 第 11、12 肋为浮肋。

胸膜有脏层和壁层，脏层包裹肺叶，壁层覆盖于胸廓的内面、膈和纵隔，两层之间的密封间隙为胸膜腔。

胸膜腔内压力随呼吸运动而变化，正常情况下，吸气时压力为 -8~ -10 厘米水柱，呼气时约为 -3~ -5 厘米水柱。胸膜腔内负压的存在，对保持肺扩张和通气功能有着十分重要的作用。

165. 胸部损伤的常见症状?

答: (1) 胸痛: 伤处出现疼痛和压痛。伴有肋骨骨折者，呼吸时疼痛明显加重。

(2) 呼吸困难: 表现为烦躁不安、鼻翼煽动、呼吸急促、紫绀。说明有肋骨骨折、血气胸、气管、支气管堵塞、肺膨胀不全，导致缺氧和二氧化碳滞留的情况。

(3) 咯血: 伤后咯血或痰中带血，说明有肺实质损伤或支气管损伤。

(4) 休克: 表现为烦躁、面色苍白、脉快而细弱，血压下降等。说明全身有大出血或中枢调节作用失常等严重情况发生。

(5) 皮下气肿: 胸壁皮肤肿胀，触之如海绵状，有捻发感，称之为皮下气肿。一般为肺与支气管、气管有裂伤，空气进入皮下组织所致。

166. 胸腔闭式引流的护理?

答: (1) 保持引流管通畅。

(2) 保持水封瓶和引流管的无菌。

(3) 保持水封瓶的密闭状态。

(4) 鼓励病人经常做咳嗽及深呼吸动作，利于胸腔内气液体的迅速排出，使肺早期扩张。

(5) 引流管的长玻管下端应在水面下 2~5 厘米，使胸腔保持一定负压，避免因长管在水面下太浅引起张力性气胸，或太深不利于气液体的排出。

（6）水封瓶必须低于病人胸腔，搬动病人时不可高举瓶子，避免瓶内液体倒流入胸腔。

（7）注意引流液的性质和量，并做好记录。

167．如何保持胸腔闭式引流的通畅？

答：（1）引流管勿受压、扭曲、打折。

（2）引流管长短要适宜。太短易受牵拉而脱落；过长易使管弯曲、下垂，影响排气排液。

（3）观察长管水柱的波动。正常情况下水柱高于水面8～10厘米左右。

（4）引流管有血块堵塞时，长管水柱的波动消失，应及时用手挤压皮管使之通畅，但禁用生理盐水冲洗。

168．如何保持胸腔闭式引流的水封瓶和引流管的无菌？

答：（1）每晚倒液记量后，应更换灭菌的引流装置一次。

（2）水封瓶必须有足够大小。瓶子太小，病人如病情不稳定，胸腔内负压变化大，则长管水柱随着负压的变化而忽高忽低，有时水柱可高达水封瓶盖以上的皮管部分，瓶内液体有可能被吸入胸腔，给胸膜腔带来污染的危险。故除保持水封瓶无菌外，还要保证瓶子的足够容量，以避免瓶内液逆流入胸腔。

169．如何保持胸腔闭式引流水封瓶的密闭状态？

答：（1）瓶口和瓶塞要安装合适，严密盖紧，不漏气，皮管各连接处要按紧，严防脱开。

（2）拔开瓶塞或皮管接头处，事先必须用两把止血钳将皮管上端夹紧，避免空气进入胸腔。

（3）病人外出做各种检查、治疗时，不得将皮管与水封瓶分开，必须随身带着水封瓶。气胸病人不得长时间夹管，以免引起张力性气胸。

（4）水封瓶不得倾斜，避免长玻璃管露出水面，使空气进入胸腔。

170.如何观察胸腔闭式引流液的性质和量？

答：（1）每一水封瓶内固定倒入一定量的无菌生理盐水以便准确计算流出量。

（2）血性液流出多的情况下，倾倒引流液后，瓶底残留血性液，应用无菌生理盐水将瓶冲洗干净，以便继续观察出血情况。

（3）当血性引流量每小时超过 500m/时，应考虑胸腔内有活动出血，及时报告并采取必要的紧急措施。

171.何谓体外循环？

答：体外循环是将回流至心脏的静脉血引至体外，经人工心肺机完全血液的氧合，再将血液重新泵入体内，完成人体的血液循环。

172.什么叫疝？

答：任何脏器或组织，离开了原来的部位，通过先天性或后天性的缺损、间隙或薄弱点，进入另一部位，称之谓疝。

173.外科急腹症有哪些共同表现？

答：（1）腹痛：病变刺激支配腹膜和腹内器官的神经所致。

（2）胃肠道症状：如恶心、呕吐、腹胀、排便排气停止。

（3）腹膜刺激症：腹部有压痛、反跳痛、肌紧张。

（4）肠鸣音改变：肠蠕动增强则肠鸣音亢进；肠蠕动减弱则肠鸣音减弱。肠麻痹时肠鸣音消失。

（5）白细胞总数和中性白细胞百分比增高。

174. 急性肠梗阻的临床特点和发病原因？

答： 临床特点：腹痛、呕吐、腹胀、排气排便中止。

发病原因：①腹外疝；②黏连性肠梗阻；③肠套叠；④肠扭转；⑤蛔虫性肠梗阻；⑥其他如先天性畸形、肿瘤、结核、狭窄、内疝等。

175. 胃、十二指肠溃疡的外科治疗适应证？

答：（1）胃溃疡恶变。

（2）幽门梗阻。

（3）胃、十二指肠溃疡穿孔。

（4）胃、十二脂肠溃疡大出血。

（5）内科系统治疗无效，目前症状严重，影响身体营养和正常生活。

176. 急性阑尾炎的临床表现？

答：（1）腹痛：为转移性右下腹痛。单纯性阑尾炎为较轻的隐痛和钝痛；梗阻、化脓性阑尾炎呈阵发性剧痛、胀痛；坏疽性阑尾炎有较重的持续性跳痛，腹痛的同时，右下腹麦氏点有固定而明显的压痛。

（2）胃肠道症状：早期有恶心、呕吐、伴食欲减退、便秘；盆腔位的阑尾炎可引起里急后重感。

（3）全身反应：可有头痛、乏力、咽痛等。

177. 直肠癌的临床表现？

答：（1）排便习惯改变：最初多为排便次数增多，大便稀烂，混有黏液。有时出现便秘或便意频数，有肛门不适或下坠感，伴腹部隐痛。

（2）便血：为较早期症状，鲜红或较暗红色，量少，往往被认为是痔、结肠炎或慢性痢疾而被忽视。

（3）慢性肠梗阻表现：先有腹胀或腹部不适，后出现阵发性腹痛、便秘或大便变细、有压迹。

178. 门脉高压症、食管胃底静脉曲张破裂出血的病因？

答：正常门静脉血流是经胃冠状静脉、胃短静脉，通过食道、胃底静脉与奇静脉等分支吻合，流入上腔静脉。

门静脉高压时，门静脉通路受阻，静脉内压力可由原来的 13～24 厘米水柱升高至 30～50 厘米水柱，压力的突然升高，使位于食管下段和胃底的静脉发生曲张，覆盖的黏膜变薄，易为粗糙食物或胃酸返流腐蚀所损伤，特别在恶心呕吐、负重等腹压升高的情况下，导致曲张静脉破裂而引起大出血。

179. 门脉高压症常用外科手术方式的目的？

答：门脉高压症外科治疗常采用的手术方式是脾切除和分流手术。其目的是：

（1）脾切除术可以减少门静脉血流量 20%～40%，从而降低门静脉压力；同时还可以纠正脾功能亢进、促进腹水的消退。

（2）分流术是用手术吻合血管的方法，将门静脉系和腔静脉系连通起来，使压力较高的门静脉系血液直接分流到腔静脉去，从而降低门静脉压力。

180. 三腔双囊管的护理要点？

答：（1）三腔管双囊内充气量一般胃囊内为 150～200 毫升，食管囊内 100～150 毫升。

（2）三腔管插入后，尾端应加反牵引力，以加强胃囊压迫胃底出血静脉的压力，一般采用滑轮牵引装置，避免用胶布固定，以免鼻翼部发生压迫疮。

（3）严密观察置三腔管后的效果。病人有无恶心，胃管内是否吸出大量鲜血等，以了解压迫止血效果。

（4）为避免食管胃底部黏膜长时间受压，组织发生溃烂坏死，应每隔 12 小时，气囊放气 10～20 分钟，放气时要严密注意大出血的发生。

（5）严密注意因胃内气囊过小或气囊破漏后上滑的情况发生。此时三腔管受反牵引力的牵拉，极容易将三腔管拔出而使食管气囊堵塞于咽喉部而引起病人窒息。如发生此种险情时，应及时抽出食管气囊内的气体，立即将三腔管拔出。

（6）根据上述情况，故下三腔管前，必须详细检查两个气囊的质量，有无漏气的可能，下三腔管后必须设专人守护，保证病人安全。

（7）病情稳定，出血已止，拔除三腔管前，应先放出气囊内气体，观察一天确无出血情况时，然后先让病人经口腔喝 30ml 石蜡油，以滑润食管胃底部黏膜与气囊的间隙，避免由于拔管而再度损伤引起出血。

（8）保持减压管的通畅，保持呼吸道通畅，做好鼻腔、口腔护理。

181. 胃肠减压的护理？

答：（1）胃管插入长度要合适，一般成人约 55～60cm 即胃管头端插至胃幽门窦前区。因插入过深，管在胃内盘绕折断；过浅胃管头端接触不到胃液，均会影响减压的效果。

（2）胃管固定要牢固，尤其是外科胃手术后的胃肠减压，胃管一般放置于胃肠吻合的远端，如固定不牢靠，一旦胃管脱出，再下管时可能损伤吻合口而引起吻合口瘘。故切勿再次下管，应及时报告医生。

（3）保持胃管通畅，可连续负压吸引以减压。负压吸引力不宜过大，避免胃管头端小孔被吸附于胃黏膜上而使引流不畅；可定时用盐水冲洗，冲去堵在小孔口的胃内容物，以保持管腔通畅。

（4）观察吸出物的性质和量，如观察胃液颜色，判断胃内有无出血情况；观察胃液的量以判断是否吸出量过多，影响水电解质平衡。

（5）观察肠功能恢复情况，如外科术后的肠麻痹。观察肠鸣音是否恢复，肛门是否开始排气，表明肠功能逐渐恢复，即可考虑拔管。

（6）鼻腔、咽喉部及呼吸道护理。定时清洁鼻腔与口腔；经常协助病人捶背、咳痰、作深呼吸，排出呼吸道分泌物，定时做雾化吸入，保持呼吸道的湿润及通畅。

（7）如需由胃管内灌药（饮食）时，灌后应用温开水冲净管腔，并夹管 1～2 小时，使灌入之药物充分消化吸收，然后再接吸引。

182. 排尿紊乱常见的症状有哪些?

答：（1）尿频：正常人排尿次数，一般白天为 4～5 次，夜间 0～1 次；尿量每次 200～400ml。次数明显增多者为尿频。

（2）尿急：一有尿意即迫不急待要排尿。

（3）排尿困难：尿不易排出，排尿开始迟缓，排时费力尿线变细，射程短，尿线中断或不成线，点滴而出。

（4）尿潴留：尿液潴留在膀胱内不能排出，为膀胱下尿路梗阻或膀胱失去收缩力所致。

（5）尿失禁：膀胱内尿不能控制而自行流出。

183.尿液在病理变化中常见有哪几种尿？

答：（1）血尿：在一般生活和活动的情况下，未经离心沉淀的尿，每高倍视野内可见 1～3 个红细胞，称为血尿。常见于尿路结石、尿路结核、泌尿系肿瘤等。

（2）脓尿：尿液沉淀物行显微镜检查，每高倍视野中可见脓细胞 5 个以上者为脓尿。多见于泌尿系结核、非特异性感染等。

（3）乳糜尿：尿液混浊如牛奶，显微镜检查有油点，放置后成凝胨。常为丝虫病后遗症。

（4）晶体尿：尿中含较多的磷酸盐时，尿液呈石灰水样，静置后有白色沉淀物，偶见正常人。

184.骨折的定义？

答：骨的完整性或连续性中断称骨折。

185.骨折发生的原因？

答：（1）直接暴力：骨折发生在暴力直接作用的部位。如车轮撞击小腿发生胫腓骨骨折。

（2）间接暴力：暴力通过传导、杠杆或旋转作用，使远处发生骨折。如走路滑倒，手掌撑地，发生挠骨远端骨折。

（3）肌肉拉力：肌肉突然猛然收缩，可拉断肌肉附着处的骨质。如骤然跪倒，股四头肌猛然收缩，发生髌骨横断骨折。

（4）积累劳损：长期反复轻微的直接或间接伤力，可集中在骨骼的某一点上发生骨折。如远距离行军发生距骨及腓骨干疲劳性骨折。

（5）骨骼疾病：如骨髓炎、骨肿瘤，遭受轻微外力后即发生骨折。

（6）年老骨质缺钙，一旦滑倒即引起骨折。

186. 骨折的分类？

答：（1）根据骨折处是否与外界相通，可分为：①闭合性骨折。骨折处皮肤或黏膜完整，不与外界相通。②开放性骨折。骨折附近的皮肤或黏膜破裂，骨折处与外界相通。

（2）根据骨折的程度及形态可分为：①不完全骨折。骨的完整性或连续性仅有部分中断。如裂缝骨折、青枝骨折。②完全骨折。骨的完整性、连续性全部中断。如横骨折、斜骨折、螺旋骨折、粉碎骨折、嵌插骨折、压缩骨折、骨骺分离等。

187. 何谓青枝骨折？

答：发生在骨质较软韧的儿童，如青嫩的树枝被折时的情况相似。

188. 骨折的治疗原则？

答：（1）复位　将移位的骨折段恢复正常或接近正常的解剖位置，重建骨骼的支架作用。

（2）固定　骨折复位后，愈合需要一定时间，用固定的方法将骨折维持于复位后的位置，待其坚固愈合。

（3）功能锻炼　在不影响固定的前提下，尽快恢复患肢肌肉、肌腱、韧带、关节囊等软组织的舒缩活动，防止发生肌肉萎缩、骨质疏松、肌腱挛缩、关节僵硬等并发症。

（4）内外用药　配合上述三项治疗原则的全身性和局部药物治疗。

189. 创伤后如何判断肢体有无骨折？

答：（1）伤肢畸形　骨折段移位后，受伤肢体发生成角、短缩、旋转等畸形。

(2) 反常活动　在没有关节的部位，出现反常活动，即假关节。

(3) 骨擦音或骨擦感　肢体活动时，骨折断端相互摩擦，可听到骨擦音或触摸到局部骨擦感。

(4) 间接叩击痛　沿力线在骨折肢体远端用轻力叩击或扭转，即引起骨折部位的剧烈疼痛。

(5) 肿胀　骨折部位肿胀、青紫或淤斑，肢体肿胀呈环形。

(6) 功能障碍　骨折后肢体丧失部分或全部活动功能。

190．什么叫牵引？

答：牵引就是以牵引力和反牵引力两个相反方向的力作用于某些骨折患处，亦就是在牵引的同时有一个能与牵引力平衡的与作用力相反的反牵引力，以此达到治疗目的。

191．牵引的目的是什么？

答：(1) 牵拉关节或骨骼，使脱位的关节或错位的骨折复位，并维持复位后的位置。

(2) 牵拉及固定关节，以减轻关节面所承受的压力，缓解疼痛，使局部休息。

(3) 矫正畸形。

192．医用石膏有哪些特性？

答：生石膏的化学成分是含水硫酸钙，有两个分子的结晶水，呈硬块状。将生石膏打碎，加热至100℃以上，使生石膏失去一个分子的结晶水而成为不透明的白色粉末，称熟石膏即医用石膏。当熟石膏遇水时，可重新结晶而硬化，医疗上利用石膏的这个特性，做成石膏托或石膏管型，对骨折肢体起有效的固定作用。

193. 上石膏托的病人为什么固定部位不能接触水分？

答： 石膏托干固定型后，如接触水分，可以软化变形，故病人上的石膏托不可被水或尿液浸湿，以免软化变形，失去支持固定的作用。

194. 骨折后功能锻炼应注意哪些事项？

（1）鼓励病人积极活动，要循序渐进。活动范围由小到大，次数由少到多。

（2）严格控制不利于骨折端稳定的活动，如前臂骨折不应做前臂旋转活动等。

（3）功能锻炼以恢复肢体的生理机能为主，如上肢各种活动，以增强手的功能为主。

（4）锻炼时不应急于施行手法牵拉和对骨折部位的被动按摩。锻炼不应让病人感到疲劳，也不应使骨折部位发生疼痛。

（5）把功能锻炼的原则、方法、注意事项、重要性等向病人讲清楚，使之能有信心地、主动地、积极地进行功能锻炼。

三、妇产科护理

195. 卵巢的外观如何？有什么功能？

答： 卵巢为一对扁椭圆形的性腺，表面无腹膜。青春期前，卵巢表面光滑；青春期开始排卵后，表面逐渐凹凸不平，成年女子卵巢约为 $4cm \times 3cm \times 1cm$ 大小，重约$5 \sim 6$克，呈灰白色；绝经后卵巢逐渐萎缩变小，变硬。卵巢产生卵子和激素。

196. 何谓月经？为什么月经是不凝状态？

答：月经的确切定义应该是：伴随卵巢内有卵泡成熟、排卵和黄体形成，子宫内膜发生从增生到分泌的变化，若排出的卵未受精，卵巢黄体萎缩，导致出现有规律的、周期性的子宫出血称为月经。

月经血在刚离开血液循环时是凝固的。但剥脱的子宫内膜中含有一种激活因子，能使月经血中的纤溶酶原变成纤溶酶。纤溶酶作用于已凝固的纤维蛋白，使其裂解，导致月经血变成液体状态。

197. 女性生殖器本身在解剖和生理方面具有哪些防御功能？

答：平时阴道前壁紧贴后壁，子宫颈内口紧闭，子宫颈管内堵塞有黏液栓，可阻挡病原体入侵。阴道上皮细胞中含有丰富的糖原。糖原在阴道杆菌作用下能分解为乳酸，维持阴道的酸性环境，而子宫颈管的黏液又呈碱性，故可使大多数病原体的活动和繁殖受到抑制。此外，子宫内膜的周期性剥脱，也利于清除子宫腔内的病原体。

198. 何谓受精？何谓妊娠？

答：精子与卵子结合的过程称为受精。妊娠是胎儿在母体内发育成长的过程。卵子受精是妊娠的开始，胎儿及其附属物的排出是妊娠的结束。

199. 胎盘的主要功能有哪些？

答：胎盘是胚胎与母体组织的结合体，是胎儿与母体间进行物质交换的重要场所，也是重要的内分泌器官。它可以进行气体交换；供给胎儿生长发育的营养物质；排泄胎儿体内的代谢产物；母血的免疫抗体可通过胎盘，使胎儿获得一定的免疫力，但细菌或更大的病原体不能通过完整的绒毛，故胎盘有防御功能；另外，胎盘还有免疫功能，可合成各种激素和酶。

200．正常妊娠时羊水量是多少？

答：羊水量随妊娠的进展而增减。妊娠 34～38 周时最多可达 1000 毫升，此后有所下降，妊娠 42 周后，羊水量锐减会威胁胎儿生命。产前用 B 超测羊水最大暗区直径≤2cm或≤3cm 时，可诊为羊水过少，易发生胎儿急性宫内窘迫。

201．羊水有哪些功能？

答：羊水可以保护胎儿防止直接受损伤；有利于胎儿活动；防止胎体黏连；保持宫腔的恒压与恒温；保护母体避免由胎动引起的不适或胎儿组织间的直接压迫；羊水于破膜后冲洗软产道能减少感染机会；目前可在孕期抽取羊水监测胎儿成熟度，预测胎儿性别，预测胎儿畸形和某些遗传性疾病等。

202．胎儿身长的简易计算公式是什么？

答：4 周为一个孕月。在 5 个孕月以前，身长等于孕月数的平方。5 个孕月之后，胎儿身长等于孕月数乘以 5。

203．如何判断孕妇体重增加是否正常？

答：体重增加个体差异较大。一般情况下妊娠早期增加不明显。妊娠 16 周后逐渐明显，整个妊娠期增加 10～12kg。妊娠最后 4 周，每周体重增加不应超过 0.5kg。

204．妊娠期母体血液有什么变化？

答：血容量于孕早期开始增多，孕中期增速快，以后减速，至 32～34 周达高峰，平均增加 1500 毫升，维持此水平至分娩。血浆增量多于红细胞增量而出现血液稀释，故血红蛋白和红血球压积降低。白细胞略增多。孕期血液处于高凝状态，血浆纤维蛋白原增加 50%，凝血因子Ⅶ、Ⅷ、Ⅸ、

Ⅹ增加，Ⅺ、Ⅻ降低。孕期纤维蛋白溶酶原增多，优球蛋白溶解时间延长。孕期血浆蛋白减少，约为 60 ~ 65g/L，主要是白蛋白减少。血沉增快。

205. 围产期的定义是什么？我国对围产期是如何规定的？

答： 围产期是指产前、产时和产后的一段时期。国际上对围产期的规定有四种，我国选用围产期Ⅰ，即：从妊娠满28周（即胎儿达到或超过体重1000克、身长35厘米）至产后一周。数据首先采用孕周（胎龄）计算，孕周不清的采用刚出生新生儿的体重，其次采用身长。

206. 妊娠全过程大约有多长时间？

答： 妊娠全过程约为266日。鉴于确切的受精日期无法获得，一般均以末次月经第一日作为妊娠开始来计算。这样妊娠全过程的期限约为280日（10个妊娠月）。

207. 如何推算预产期（EDC）？

答： 推算预产期方法为末次月经（LMP）的月份减3或加9、日数加7。孕妇若以农历计算预产期，则日数需加15。若记不清末次月经，可依据早孕反应出现的日期、胎动开始出现的日期和手测子宫底高度或尺测耻上子宫长度加以估计。

208. 为何要教会孕妇自数胎动？

答： 胎动是胎儿在子宫内活动冲击子宫壁的动作，是胎儿情况良好的表现。自觉胎动与仪器测定胎动符合率几乎达100%。胎动消失后，胎心音还能继续存在12 ~ 24小时，若尽快施行剖宫产可挽救胎儿。因此要教会孕妇自数胎动。发现胎动次数过少、躁动，胎动持续时间短，要随时报告医护人员进行监护和处理。

209. 如何进行胎动计数？临床意义是什么？

答：20周后孕妇每日早、中、晚固定时间各测1小时胎动数。将3小时胎动总数乘以4即是12小时胎动数。12小时胎动数大于30次为正常，小于20次为胎动过少，小于10次提示胎儿已缺氧。如遇每小时胎动少于3次应连续测6小时以上。另外数胎动时还应注意胎动持续的时间，一次胎动持续3秒钟以上为正常。

210．何谓仰卧位低血压综合征？

答：妊娠末期孕妇较长时间取仰卧位时，巨大的子宫压迫下腔静脉，使回心血量及心搏出量减少，出现低血压。改为侧卧位后，使下腔静脉的血流通畅，血压随之恢复正常。

211．临产开始的主要标志是什么？

答：是有规则且逐渐增强的子宫收缩，且伴随进行性子宫颈管展平、子宫颈口扩张和胎先露的下降。确定临产时，宫缩持续时间必须在30秒钟以上，间歇时间必须5~6分钟。

212．分娩先兆有哪些？何谓"见红"？

答：分娩发动前往往出现一些预示孕妇不久将临产的症状，称为分娩先兆。常见的分娩先兆有假阵缩、孕腹轻松及"见红"。"见红"是指子宫颈口内附近的胎膜与该处的子宫壁分离，毛细血管破裂出血，并与子宫颈管内原有的黏液栓相混而排出。通常发生在分娩开始前24~48小时。

213．第一产程时为什么鼓励产妇排尿？为什么要给产妇灌肠？

答：因为充盈的膀胱影响宫缩及胎头下降，因此临产后鼓励产妇每2~4小时排尿一次，必要时导尿。

初产妇宫口开大不足4cm、经产妇宫口开大不足2cm、无灌肠禁忌证者应给温肥皂水灌肠。因为这既清除了粪便，避免在分娩时排便污染，又能通过反射作用刺激宫缩，加速产程进展。

214. 为什么新生儿体温不稳定？

答：因为新生儿体温调节中枢发育不完善，皮下脂肪薄，保温能力差，体表面积相对大，散热快，所以新生儿体温不稳定，应注意保温。

215. 何谓新生儿生理性体重下降？

答：新生儿出生后 2～4 日由于摄入量不足、胎粪和小便的排出、肺及皮肤水分的蒸发、羊水的呕出，可出现体重下降。体重下降占原有体重的 6%～9%，生后第 5 天开始回升，7～10 天恢复到初生的体重。因并非疾病所致，是属于新生儿的特殊生理状态，故称新生儿生理性体重下降。

216. 新生儿为什么容易发生臀红？

答：因为新生儿皮肤娇嫩，表皮角质层很薄，细胞间相互联系不紧，角化层容易脱落，皮肤防御功能低下，各种对臀部皮肤的不良刺激均能引起臀红。

217. 新生儿为什么会出现生理性黄疸？

答：因为新生儿出生时红细胞较成人数量相对多，寿命相对短，生后 7 天内红细胞破坏较多，所以胆红素产生的量多。新生儿肝脏系统发育尚不成熟，处理胆红素能力较弱；再又由于新生儿肠肝系统的特点，肠壁吸收胆红素也较多，因而胆红素积存于血液中而引起黄疸，一般经 10 日能自然消退。

218. 为什么新生儿会发生溢乳？

答：因为新生儿的食道上部括约肌在食物通过后不关闭，食管无蠕动，食管下部括约肌也不关闭，胃又呈水平位，贲门括约肌发育也较弱，再加上哺乳方法不当，食乳过急、乳量太多，哭闹时哺乳，均可发生溢乳。

219. 新生儿发生胎头水肿的原因是什么？

答：胎儿经阴道分娩时，胎头受压，颅骨重叠，胎头先露部的皮下软组织血液循环发生了障碍，局部组织液渗出而呈水肿状态。多发生在第二产程延长时。

220．新生儿锁骨骨折有哪些临床表现？

答：护理时可发现患侧上肢运动略受限制，骨折处有凹陷感，移动时有骨摩擦音，拥抱反射消失，轻压患处新生儿因疼痛啼哭。有时局部表现不明显，活动也不受限，只在 X 线摄片时发现。

221．为什么新生儿缺氧症状好转时应立即停止吸氧？

答：因为持续高浓度给氧会造成肺充血、肺水肿以至于肺不张。尤其是早产儿持续用氧会产生眼晶状体后纤维组织增生，导致视网膜脱落而失明。供氧过多，使红细胞易破坏，加重生理性的黄疸和贫血。所以，缺氧症状好转就应立即停止吸氧。

222．哪些药物乳母要禁用？

答：克尿塞、氯霉素、四环素、灭滴灵、碘制剂、硫氧嘧啶、眠尔通、吗啡、口服避孕药等在乳汁中含量多，对新生儿能产生不良后果。因此乳母使用上述药物时要禁止哺乳。

223．光照疗法治疗新生儿黄疸的原理是什么？

答：光疗可使皮下组织内的间接胆红素在光的作用下氧化分解为无毒的水溶性化合物（双吡咯），能迅速从胆汁或尿中排出体外，从而降低了新生儿血清中的间接胆红素浓度。光照以波长约 425～475 毫微米的蓝光最有效。但普通日光灯、日光也有效。

224．新生儿脐带脱落后，脐窝部仍有分泌物时为什么禁用粉剂和龙胆紫？

答：因为粉剂药物撒在局部后与分泌物黏结成痂，影响伤口愈合，增加了感染机会。龙胆紫只能起到表皮干燥的作用。因此，目前可每日用1.5%的碘酒涂擦两次，脐窝周围皮肤被碘酒染着处，用75%酒精脱净。

225．新生儿溶血症多见于何种血型？

答：多见于母亲O型、胎儿为A型者。

226．如何观察新生儿的呼吸？

答：主要观察频率和节律。正常新生儿呼吸频率一般为40次/分。由于呼吸中枢发育尚不成熟，可有短暂的呼吸增快或呼吸暂停。如果持续呼吸频率大于每分钟60次，呼吸暂停大于15～20秒/分，则应注意病理情况。

227．新生儿为什么呈腹式呼吸？

答：新生儿因呼吸肌发育不全，肋骨呈水平位，膈肌高位，胸廓活动小，呼吸时肺向膈肌方向移动而呈腹式呼吸。

228．新生儿惊厥最常见的形式是什么？

答：新生儿若发生惊厥，提示病情严重。但新生儿惊厥症状往往片断不全，而且和正常活动不易区分，临床护士必须提高观察能力。临床上最常见的类型是轻微形式，表现为呼吸暂停，两眼强直性凝视，眼睑反复抽搐、眨眼、流涎、吸吮和咀嚼动作，有时伴有类似游泳和踩踏板样的肢体动作。

229．卡介苗接种过深时可产生什么后果？

答：新生儿接种卡介苗应注入皮内，如果注射部位过深，注入了皮下，可发生脓肿和长期不愈的溃疡。

230．为什么产妇在产后易发生尿潴留？

答：因为产时膀胱受先露部压迫，造成充血，水肿，致使膀胱肌肉收缩功能发生障碍；产后腹壁松弛，膀胱肌张力差，对内部张力增加不敏感；外阴创伤疼痛，反射性引起膀胱括约肌痉挛等，均导致排尿困难，不能自解小便，发生尿潴留。

231. 发生急性胎儿宫内窘迫时为何要间歇吸氧？

答：因为持续吸氧后，母血氧张力增加，在高氧分压、低二氧化碳分压的情况下，胎儿脐血管明显收缩，胎盘血循环反而受到抑制，使胎儿更加缺氧。因此应使产妇侧卧吸氧，每次 10 分钟；隔 5 分钟再重复一次，直至胎心率正常。

232. 孕妇在妊娠晚期出现踝部水肿都是病理性的吗？为什么孕妇在休息和睡眠时要取左侧卧位？

答：如果孕妇卧床休息 12 小时后水肿消失，系静脉受压、血液回流受阻所引起的水肿，属生理现象。若休息后，水肿不消失，则属病理现象。

孕妇妊娠，子宫多右旋转，左侧卧位后可使右旋转的子宫向左移位，解除对下腔静脉的压迫，有利于改善胎盘血液循环。

233. 如何防止硫酸镁中毒？

答：由于硫酸镁过量时会依次引起膝反射消失、呼吸抑制、心跳停止。为防止中毒，注射前必须注意：膝反射必须存在；呼吸每分钟不少于 16 次；尿量每小时不少于 25ml 或 24 小时不少于 600ml。还要备好 10% 的葡萄糖酸钙或氯化钙 10ml，发现镁中毒时，立即静脉慢注。

234. 妊娠晚期出血对母儿影响最大而又常见的原因是什么？

答：是前置胎盘和胎盘早期剥离，两者约占妊娠晚期出血的 1/3，均威胁母儿生命。

235. 前置胎盘的概念是什么？

答： 胎盘的正常部位应在子宫体后壁、前壁和侧壁。若胎盘部分或全部附着在子宫下段或直接覆盖在子宫颈内口上，位于胎儿先露部，称为前置胎盘。

236. 根据孕妇腹痛和出血症状，如何鉴别前置胎盘和胎盘早期剥离？

答： 前置胎盘无腹痛，只有外出血，阴道出血反复出现，色较红，失血症状与阴道流血成正比。而胎盘早剥腹痛剧烈，先有内出血，后有外出血，阴道流血出现后持续不止，色暗红，失血症状与阴道流血量不成正比。

237. 妊娠合并心脏病病人最危险的时期是什么时间？

答： 妊娠 32～34 周、分娩期以及产后最初 72 小时以内心脏负担最重。因此要加强护理，及早发现心力衰竭的先兆，防止心衰的发生。

238. 孕妇心力衰竭先兆有哪些表现？

答： 心脏病孕妇轻微活动后即有胸闷、心慌、气急；休息时，每分钟心率超过 110 次，呼吸超过 20 次；夜间常因胸闷而稍坐片刻或呼吸到新鲜空气才能入睡。只要有上述一个症状就应立即报告医生，给予处理。

239. 有心脏病的产妇胎儿娩出后为什么要在腹部放置砂袋？

答： 胎儿娩出后，子宫迅速缩小，腹腔压力骤减，血液郁滞内脏血管床，回心血量急骤减少；而胎盘血循环消失，排空的子宫收缩时，大量血液从子宫突然进入血循环，使回心血量急剧增加。两者引起的血液动力学改变使心脏负担加重。若心功能不全则引起心衰。在腹部放置砂袋加压，可防止腹压突然下降而引起心力衰竭。

240.母亲患糖尿病的新生儿为什么易发生呼吸困难综合征?

答:母亲患糖尿病,胎儿长期处于高血糖状态中,刺激胎儿胰腺,使β细胞增生而分泌多量的胰岛素。但胰岛素有拮抗肾上腺皮质激素的促肺成熟作用。所以在高胰岛素的影响下,胎儿肺部所产生的表面活性物质少,生后易发生呼吸困难综合征。

241.孕期用药为什么要慎重?

答:因为药物能通过胎盘到达胎儿体内,而有的药物又能使胎儿和新生儿致畸、致癌、发育缺陷、呼吸抑制、溶血,所以孕期用药要全面衡量,慎重考虑。

242.胎儿电子监护做 NST、OCT 的意义是什么?

答:无刺激试验(NST)是以胎动引起胎心率加快现象为基础,在产前没有宫缩的情况下,监测胎动时胎心率的变化,借以了解胎儿胎盘功能的试验。NST 有反应为正常。

催产素激惹试验(OCT)是用催产素诱发宫缩,观察宫缩与胎心率变化的关系,借以了解胎儿胎盘贮备能力的试验,又称收缩激惹试验(CST)。OCT 无反应为正常。

243.何谓羊水栓塞?

答:羊水栓塞是指羊水及其有形成分进入母体血循环,引起肺栓塞、休克、弥漫性血管内凝血(DIC)等一系列严重症状的综合征。死亡率高达 80%。

244.羊水栓塞只发生在分娩期吗?

答:羊水栓塞不仅发生在分娩过程中,中期引产、钳刮术、剖宫产均可以发生。在护理过程中发现病人出现原因不明的呼吸困难、紫绀、休克、出血等,应疑为本病,迅速作出临床诊断,进行抢救。

245. 绝经后的老年妇女为什么容易发生阴道炎症?

答: 因为卵巢功能衰退,体内雌激素水平降低,阴道上皮变薄,糖原缺乏,阴道 pH 值升高,使阴道抵抗力降低,细菌易侵入并繁殖,引起阴道炎症。

246. 口服避孕药为什么应放在瓶内保管?

答: 当前有些避孕药片的主要药物成分在糖衣上。若保管不好,糖衣溶化或脱落就会影响避孕效果,还会引起阴道出血。因此要放在瓶内保管,防止潮湿。

四、儿科护理

247. 小儿出牙年龄及顺序?

答: 乳牙出牙年龄顺序如下图所示:

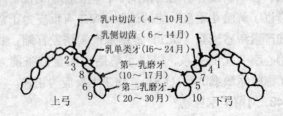

自 6 岁至 7 岁乳牙开始脱落,代之以恒牙,换牙顺序大致相同。恒牙共 28～32 个,性成熟以后出第三磨牙又名智齿。

248. 如何计算婴儿奶量?

答: 按体重计算,每日需总热量为每千克 110 千卡。

每 100 毫升牛奶加 5% 糖所得热量为 66 ＋（5×4）＝86 千卡。婴儿体重为 X kg,每日需要牛奶总量为 Y。

$$100:86 = Y:110X, \qquad Y = \frac{100 \times 110X}{86}$$

249. 母乳喂养的优点是什么？

答： 母乳热量高，所含蛋白质、脂肪、碳水化合物都适合小儿的消化能力及需要。母乳内还有维生素、酶及抗体。直接哺乳可减少细菌感染的机会，并可促进母亲子宫早日恢复。

250. 婴儿为什么容易出现体温不升现象？

答：（1）低温环境中，如机体散热过多过快，产热不能相应增加时，容易出现体温不升。如新生儿在室温低的环境下，保温不及时出现。

（2）婴儿体温中枢发育尚未成熟，对外界温度变化不能及时进行调整，以维持体温恒定。当外界温度过低时可引起体温不升。特别是低体重新生儿，新陈代谢低，血循环慢，产热不足，体表面积相对大，皮肤毛细血管丰富而散热多，易出现体温不升现象。

251. 婴儿啼哭首先应考虑哪些方面的原因？

答：（1）是否饥饿，温度过高、过低或卧位不适。

（2）是否尿布潮湿。

（3）是否腹痛或外伤，或臀红、腋窝、颌下、耳后等处皮肤因潮湿而潮红、糜烂。

（4）检查有无感染病灶，如中耳炎、耳疖、皮下坏疽。

252. 如何掌握小儿吸痰指征？

答：（1）凡呼吸道的分泌物由于某种原因而不能排出，以致呼吸道不通畅者。

（2）持续性咳嗽有痰鸣音者。

（3）痰液外溢者。

（4）肺炎小儿，如需要时在喂奶、喂药前应吸痰。

253. 小儿缺氧时用氧浓度多少为宜？

答： 30%～40%（2～4升/分）为宜。严重缺氧时可达50%（6～8升/分）。

254. 何谓氧中毒？小儿氧中毒可引起哪些病症？

答： 由于氧浓度过高，二氧化碳相应的过度减少，从而造成呼吸异常者谓之氧中毒。

氧中毒主要可引起肺损伤、眼晶体后纤维增生、中枢神经系统损伤。

255. 氧中毒的临床表现？

答： 咳嗽、咯血、全身倦怠、呕吐、胸痛、脉搏缓弱、血压下降、昏迷。

256. 小儿脱水各度体液丢失比例？

答：（1）轻度脱水：体液丢失为体重的5%以下，量约50ml/kg。（2）中度脱水：体液丢失为体重的5%～10%，量约100ml/kg。（3）重度脱水：体液丢失为体重的10%以上，量约100～120ml/kg。

257. 小儿二氧化碳结合力正常值？

答： 二氧化碳结合力（CO_2CP）为：40～65容积%或18～29毫克当量/升。

258. 小儿血钾、钠、氯、钙、磷的正常值？

答： 血钾（K^+）：3.5～5.6毫克当量/升。血钠（Na^+）：137～148毫克当量/升。血氯（Cl^-）：98～110毫克当量/升。血钙（Ca^{2+}）：9～11mg%。血磷（P^-）：4～6mg%。

259. 常用结核菌素剂量有哪些？

答：（1）1:10000稀释液，0.1ml = 0.01mg（为1个结核菌素单位）。（2）1:1000稀释液，0.1ml = 0.1mg（为10个结

核菌素单位）。(3) 1:100 稀释液，0.1ml＝1mg（为 100 个结核菌素单位）。

260. 新生儿破伤风如何使用 TAT?

答: (1) 马血清破伤风抗毒素（TAT）用于新生儿破伤风者，使用前必须先做皮肤试验方可使用。(2) 用量：可使用 1 万 u 至 2 万 u 立即肌肉注射一次。如遇重症者可用半量，稀释后自静脉缓慢注入，但必须选用精制血清。(3) 如脐部感染严重者，可做脐周封闭，用量为 1000u。

261. 新生儿鼻饲管插入的深度是多少?

答: 从鼻根到剑突的距离。

262. 小儿心内注射的部位?

答: 婴儿为第四肋骨间隙、胸骨左缘外 1～2cm 处。较大儿童为第五肋骨间隙、胸骨左缘外。

263. 小儿股静脉穿刺成功的要点是什么?

答: 首先要根据小儿股静脉的解剖位置，确定体表定位点。要注意取血时小儿的卧位、操作方法及手法。

264. 早产儿暖箱的温度应为多少?

答:

体　　重	箱　　温
＜1000 克	34～36℃
1000～1500 克	32～34℃
1500～2000 克	30～32℃
＞2000 克	28～30℃

265. 水痘的皮疹特点?

答: 皮疹从颜面发际开始，逐渐延及躯干而后达四肢，出现部位无一定顺序。躯干多，四肢少，初为大小不等的鲜红色丘疹，24 小时内形成疱疹，周围以红晕，形态为椭圆形，2～5 毫米大小，壁薄。

266. 麻疹的隔离期？

答： 麻疹的隔离期为发疹后 5 天，有合并症者需延长至发疹后第 10 天。

267. 麻疹的皮疹特点？

答：（1）口腔黏膜出现麻疹黏膜斑。

（2）皮肤之皮疹为淡红色斑丘疹，高出皮肤，大都融合成片，疹间有正常皮肤。

（3）发疹顺序：先见于耳后、颈部，渐延及面部，然后散布到躯干和四肢。

（4）皮疹消退按出疹顺序，留有褐色素沉着及脱屑。

268. 幼儿急疹的临床特点？

答： 起病急，高热，体温可达 39～41℃，持续 3～5 天可骤降，体温降至正常后，周身皮肤即出现密集细小淡红色斑丘疹。1～2 天后自行消退。无脱屑及色素沉着。大多数小儿发病时一般情况良好。

269. 何谓新生儿湿肺？

答： 正常胎儿肺内有液体（肺液）约 30 毫升/千克。分娩时约 1/2～1/3 肺液经产道时从口中排出，其他则由肺毛细血管及淋巴管吸收。当新生儿肺液吸收延迟则出现呼吸困难症状者，即为新生儿湿肺。

270. 急性肾小球肾炎的三大合并症？

答：（1）心力衰竭：小儿突然出现烦躁不安，呼吸困难，不能平卧，胸闷不适，心界扩大，心率增快。

（2）高血压脑病：血压升高、头痛、眩晕、恶心、呕吐、视力模糊、烦躁或嗜睡、昏迷惊厥。

（3）急性肾功能衰竭：尿少或无尿、头晕、头疼、恶心、呕吐、乏力、嗜睡、昏迷、非蛋白氮上升、二氧化碳结合力下降。

271.什么是肾性水肿?

答:由于肾脏疾病引起的钠、水潴留,其水肿常发生于组织疏松的部位。水肿程度可轻可重。重者全身显著浮肿,以致伴有胸水、腹水,甚至可出现肺水肿、脑水肿而危及生命。

272.肾病综合征的临床特点?

答:高度浮肿,大量蛋白尿,高胆固醇血症,低蛋白血症。

273.伤寒应在何时留血、留便培养标本?

答:(1)在起病第一周内留血培养标本,阳性率可达80%,故此时留为宜。

(2)在发病第 2~3 周内留便培养标本,阳性率可达80%,故此时留为宜。

274.何谓新生儿高胆红素血症?

答:新生儿血清胆红素超过 12mg %(未成熟儿超过 15mg %)时,为高胆红素血症。

275.小儿急性心肌炎的护理?

答:(1)卧床休息,烦躁易哭的小儿适当给以镇静,以免增加心脏负担。

(2)心动过速或有频繁的心律不齐者,应给氧气吸入。

(3)注意营养,给以高蛋白、高热量、多维生素及易消化的食物。

(4)保持大便通畅。

(5)有心力衰竭者,静点或静推液体或药物时应严格控制液量及速度。注意保护血管便于给药。

276.小儿急性中毒消除毒物的常用急救措施?

答：（1）催吐法；（2）洗胃法；（3）导泻法；（4）洗肠法。

277. 腰麻及硬膜外麻醉时，为什么要常规静脉点滴？

答： 腰麻及硬膜外麻醉为区域性阻滞麻醉，麻醉后血管扩张，相对血容量减少，故回心血量亦减少，为预防因麻醉引起的血容量低下导致血压下降，保持静脉开放，则可根据血压情况，及时补液。

278. 小儿术后高热的原因有哪些？

答：（1）术前后有感染性疾病或术后感染。

（2）术前大量失液、失血，使有效循环量减少，引起散热障碍。

（3）婴幼儿体温调节中枢发育不完善，体内产热和散热失衡，热蓄积使本身体温升高。

（4）体内毒性产物反应，如肠套叠手术复位后发热。

（5）外界气温过高或麻醉前应用阿托品等药物均可引起发热。

（6）伤面坏死组织或术中出血存积的吸收。

279. 如何预防小儿术后高热？

答：（1）炎热季节避免大手术。

（2）如需手术时应置冰袋，注意头部通风，每小时测量体温一次，如有上升趋势，应行冬眠降温。

（3）术前高热者应先行降温，再行手术，注意麻醉方式。

（4）手术时间超过 1 小时者，应常规静脉输液，有脱水者要纠正脱水。

280. 小儿术中出现呼吸停止时，应如何进行复苏？

答：（1）如因麻醉引起，应立即停止麻醉及镇静剂，必要时给兴奋剂。

（2）吸痰，清除分泌物，必要时行气管插管，保持呼吸道通畅，并加压给氧。

（3）来不及插管时，应先做人工呼吸，挤压胸部，必要时作口对口吹气。

（4）根据需要准备气管切开包，呼吸机及一切对症疗法（输液、强心剂等）。

281. 新生儿皮下坏疽有何临床特点？

答：（1）起病急、发展快、受压部位易发病。

（2）多见于腰背、臀部。也可在头枕部、肩、腿、会阴部。

（3）冬季多见。

（4）常以发烧、哭闹、拒食为主要表现，严重者昏迷，体温不升，腹胀，可合并肺炎、败血症。

（5）局部皮肤红硬、肿胀、指压变白、边缘不清、易蔓延、硬肿软化后变暗红色、有漂浮感、少数积脓较多且局限、可有波动感。

282. 小儿急性阑尾炎为什么容易发生穿孔？

答：儿小阑尾炎主要病因以阑尾腔内梗阻为多见，小儿阑尾相对较长，壁薄，腔内堵塞后内压上升，阑尾壁水肿缺血，易于穿孔。

283. 先天性肛门直肠畸形可分几类？

答：（1）肛门或直肠下端狭窄。

（2）肛门闭锁。

（3）肛门闭锁合并直肠、膀胱、尿道、阴道瘘形成。

（4）肛门正常，直肠下端和肛门上端各成盲端。

284．先天性巨结肠的临床表现？

答：（1）出生后胎便排出迟缓，约1/3患儿需经处理后才能排出胎便。

（2）出生后腹部膨隆，皮肤发亮，叩诊空响音，肠蠕动音存在，可见肠型及肠蠕动波。

（3）呕吐物为胃内容物，混有胆汁，严重者可混有大便。

（4）直肠指诊，壶腹部有空虚感，手指深入刺激后，可有"爆破式"排便排气，量多恶臭，腹胀即可缓解，有时可触及粪石。

285．先天性巨结肠病儿洗肠的目的？

答：促进肠管蠕动，扩张狭窄段，清除粪便，以减轻腹胀，增进食欲，改善全身营养。

术前准备，则可通过清洁洗肠，减轻炎症刺激及水肿，防止术中粪便污染，减少术后并发症。

286．新生儿脐炎应如何护理？

答：（1）局部用双氧水冲洗，周围皮肤用酒精消毒，再以1％龙胆紫涂创面。

（2）如有肉芽组织增生，可用硝酸银棒或10％硝酸银棉棍烧灼（注意勿损伤周围正常皮肤），然后用生理盐水冲洗，再涂以1％龙胆紫，或用电烙切除，但要注意出血。

（3）局部发生蜂窝组织炎时，可用呋喃西林湿敷，也可用如意金黄散调敷。化脓者应行切开引流。

（4）全身症状时，应给予抗生素药物。

287．何谓脐疝？

答：脐带脱落后，由于脐轮内部圆韧带和脐带静脉周围的结缔组织形成不牢固，或者脐部腹膜与瘢痕组织黏连，两侧腹直肌鞘的整个交叉纤维尚未形成，造成一个薄弱的环口，此时如遇哭闹、便秘等腹内压增加的因素，腹腔内脏即可由薄弱环口向外突出而形成脐疝。以未成熟儿发病率较高，随着年龄的增长，腹肌逐渐发育而很少发病。

288. 脐疝病儿应如何护理？

答： 脐疝病儿多数可随腹肌增厚而自愈，仅有少数经保守治疗无效或疝的直径在 2 厘米以上或发生嵌顿或其他合并症时需做手术外，一般可用贴胶布法：取宽 3 厘米、长 10 厘米的胶布两条，先在皮肤上涂以安息香酸酊，并将疝内容物复位后，将胶布横贴于脐疝上方。贴时一手将疝两侧的腹部皮肤捏起，使之呈纵皱褶状，以贴近疝门的两侧；另一手将胶布向腹两侧皮肤拉紧固定，造成人工的暂时性疝门闭锁。胶布每 1~2 周更换一次，发现皮肤过敏或糜烂时，应停止治疗。

289. 小儿嵌顿疝如何进行手法复位？

答：（1）先给小儿口服鲁米那或水合氯醛等镇静剂，使小儿入睡或肌肉松弛。

（2）术者站在小儿右侧，轻揉按推局部。

（3）左手拇指示指把持皮下环，右手拇指示指合拢将内容物向腹壁还纳，两手互相配合，至全部送入为止。

290. 小儿嵌顿疝还纳成功的指征有哪些？什么情况下考虑手术复位？

答： 成功的指征：

（1）疝内容物入腹腔时有滑脱感。

（2）肿块消失。

（3）腹痛、呕吐、腹胀减轻直至消失。

（4）能排出正常大便。

手术的指征：

如手法复位失败或嵌顿超过 12～24 小时，则应做急诊手术进行复位。

291．小儿的高位肠梗阻与低位肠梗阻临床表现有何不同？

答：高位肠梗阻：腹胀不明显，呕吐频繁，呕吐物以绿色胃液或胆汁为主。

低位肠梗阻：腹胀、肠型明显，呕吐次数不多，但呕吐量大，混有粪便。

292．为什么急性肠套叠多发生在婴幼儿？

答：（1）小儿生活中，如喂养不慎引起腹泻，消化不良，高热，肠道感染时，可使肠蠕动节律紊乱，同时局部有器质性病变，由于不规则的蠕动而使上段肠管套入下段肠管，而发生肠套叠。

（2）小儿的小肠，肠系膜相对较长，盲肠游动，回肠末段淋巴组织增生等均可构成局部诱因而发生。

（3）近年来发现腺病毒感染，可引起回盲部肠壁淋巴组织炎症邻近肠系膜淋巴肿大，亦可引起肠功能紊乱，而发生肠套叠。

293．小儿肠套叠的临床表现？

答：（1）突然发病，哭闹与安静阵发出现。

（2）呕吐：最初为乳块或食物，以后可为胆汁，甚至粪便。

（3）便血：多在发病后 6～12 小时排出果酱样黏液便，直肠指诊时可发现血便。

（4）腹部包块：早期可在右上腹触及腊肠样肿物，后期可沿结肠移至左腹部，严重者可达直肠。

（5）常并发严重脱水和休克。

294. 先天性胆总管扩张的主要症状有哪些？

答：主要临床表现为：腹痛、腹部肿块、黄疸三者间歇发作，并伴有发热，严重者可出现肝功能损害，个别病例可发生胆管扩张部穿孔，引起急性腹膜炎。

五、传 染 病 护 理

295.《传染病防治法》是何年、何月、何日开始施行的？

答：自 1989 年 9 月 1 日起施行。

296. 我国传染病防治工作的指导方针是什么？

答：预防为主、防治结合。

297. 疫情报告人分为哪两种？

答：分义务报告人和责任报告人。在岗医务人员为责任报告人。

298. 哪类传染病需要以最快方法逐级上报卫生防疫站，城镇最迟不得超过几小时？

答：甲类传染病和乙类传染病中的艾滋病、肺炭疽、脊髓灰质炎、白喉病人、病原携带者或疑似病人，不得超过 4 小时。

299. 责任疫情报告单位和报告人填写卡片内容包括哪几项？

答：病例报告、订正报告、死亡报告、出院报告。

300. 患哪些病的人不得从事食品加工制售等项工作？

答：痢疾、伤寒、肺结核、化脓性皮肤病、病毒性肝炎。

301. 患哪几种传染病死亡后尸体必须立即消毒、就近火化？

答：鼠疫、霍乱和炭疽病人。

302. 被传染病病原体污染的水、粪便、物品如何处理？

答：水、粪便应进行严密消毒后再处理排放，物品严密消毒后才能使用。

303.《传染病防治法》中规定的法定传染病有几类几种？各类传染病各包括哪些疾病？

答：有3类、35种。

甲类传染病有鼠疫、霍乱两种。

乙类传染病有病毒性肝炎、细菌性和阿米巴性痢疾、伤寒和副伤寒、艾滋病、淋病、梅毒、脊髓灰质炎、麻疹、百日咳、白喉、流行性和地方性斑疹伤寒、流行性乙型脑炎、黑热病、疟疾、登革热、流行性脑脊髓膜炎、猩红热、流行性出血热、狂犬病、钩端螺旋体病、布鲁氏菌病、炭疽共22种。

丙种传染病有肺结核、血吸虫病、丝虫病、包虫病、麻风病、流行性感冒、流行性腮腺炎、风疹、新生儿破伤风、急性出血性结膜炎、除霍乱、伤寒和副伤寒以外的感染性腹泻共11种。

304. 试述传染病流行过程的三个环节及其防疫措施？

答：三个环节为：传染源、传播途径及易感人群。这三个条件同时具备才能在人群中传播。

具体防疫措施是：管理传染源、切断传播途径、保护易感人群。

305. 传染病有哪些基本特征及治疗原则？

答：基本特征有：（1）有病原体；（2）有传染性；（3）有流行性、地方性、季节性；（4）有免疫性。

治疗原则是早期治疗、防治结合。

306．隔离的种类及其适用的疾病范围有哪些？

答：有严密隔离、呼吸道隔离、消化道隔离、接触隔离、昆虫隔离和保护性隔离六类。

（1）严密隔离适用于霍乱、鼠疫、肺炭疽、狂犬病、艾滋病等。（2）呼吸道隔离适用于麻疹、水痘、白喉、百日咳、猩红然、腮腺炎等。（3）消化道隔离适用于伤寒、副伤寒、病毒性肝炎（甲型）戊型、细菌性痢疾、阿米巴痢疾等。（4）接触隔离适用于破伤风、炭疽、梅毒、淋病等。（5）昆虫隔离适用于乙脑、斑疹伤寒、流行性出血热、疟疾等。

307．病毒性肝炎分几型？各型的传播途径？

答：目前已知病毒性肝炎至少有 5 型。甲型及戊型经粪—口途径传播；乙型、丙型、丁型病毒性肝炎主要通过注射的途径传播，包括输血及血制品、预防接种、药物注射和针刺等方式，另外也可通过生活中密切接触、母婴传播、手术及血液的接触等方式传播。

308．流行性感冒患过一次后，是否可得第二次？为什么？

答：有可能得第二次，因流感病后只获得同型病毒短暂的免疫。由于各型病毒及亚型间无交叉免疫，加之病毒不断变异，故仍可经常被感染。

309．被犬咬伤后的处理原则？

答：（1）局部伤口应及时、彻底清创消毒。（2）常规全程注射狂犬疫苗。（3）重者局部注射抗毒血清。

310．咽白喉假膜的特点？

答：一侧或双侧可被有灰白色假膜，边缘清楚不易剥离，强行剥离易出血。重者假膜广泛，有其他细菌混合感染或出血时，假膜可呈污秽或黑色，口内有强烈的臭味。

311．如何服用脊髓灰质炎减毒活疫苗糖丸？应注意些什么？

答：我国应用的自制减毒活疫苗有三型单价糖丸活疫苗。Ⅰ型为红色，Ⅱ型为黄色，Ⅲ型为绿色。还有混合多价糖丸活疫苗，即Ⅱ、Ⅲ型混合为蓝色，Ⅰ、Ⅱ、Ⅲ型混合为白色。在室温（20℃）中可保存10天；在2~10℃下可保存5个月。服疫苗对象为2个月~7岁小儿。

服法：单价疫苗按Ⅰ、Ⅱ、Ⅲ型顺序服用，一次一粒，间隔4~6周。也可首次服Ⅰ型1粒，间隔4~6周后服Ⅱ、Ⅲ型各1粒或Ⅱ、Ⅲ型混合疫苗1粒。以后按上法每年重复一次，连续两年。7岁上学前应再服混合疫苗一次。

312．乙型脑炎的重要传染源及传播媒介？其致死主要原因是什么？关键预防措施是什么？

答：重要传染源是猪。传染媒介是蚊虫。主要致死原因是中枢性呼吸衰竭。预防乙型脑炎的关键措施是灭蚊与疫苗接种并重。

313．肝硬变病人出现浮肿及全血细胞减少，最主要原因是什么？

答：浮肿最主要原因是白蛋白减少，胶体渗透压降低。全血细胞减少最主要原因是脾功能亢进。

314．什么是肝掌？

答：慢性肝病病人手掌呈鲜红色，以大小鱼际肌和指端的掌面最为明显，加压后退色，称为肝掌，也称肝性手掌红斑。

315. 什么是蜘蛛痣? 其主要原因是什么?

答: 蜘蛛痣实为血管痣。系皮肤动脉末梢端分枝性扩张所形成,因为形似蜘蛛,故称蜘蛛痣。出现蜘蛛痣原因是雌激素过多。

316. 掌握潜伏期最主要的意义是什么?

答: 确定检疫期限。

317. 霍乱、副霍乱的治疗应以哪项为主?

答: 补液疗法。

318. 流脑最常见的皮疹是什么?

答: 淤点和淤斑。

319. 伤寒最严重的并发症是什么?

答: 肠穿孔。

320. 白喉并发症中的主要死亡原因是什么?

答: 主要死亡原因是中毒性心肌炎。

321. 伤寒的临床特点是什么?

答: (1) 起病较缓,体温呈阶梯状上升,4～6日达高峰,以后持续发热。(2) 无欲状,耳鸣、耳聋,食欲减退。(3) 相对缓脉,重症病人可有重波脉或舒张期奔马律,表示心肌损伤。(4) 可出现谵妄、谵语等神经精神系统症状。(5) 4～5日脾可肿大。(6) 5～6日皮肤可出现玫瑰疹。

322. 掌握伤寒病人的饮食原则是什么?

答: 伤寒在病程的第2～3周由于肠壁坏死、溃疡,饮食稍有不慎,极易引起肠出血至肠穿孔并发症。因此伤寒患者的饮食既要富于营养,又要少渣易消化,少食多餐。禁食在肠腔内产气的食物如土豆、牛奶等,同时限制家属送食品。

323. 黄疸型肝炎为什么出现皮肤瘙痒?

答：黄疸型肝炎出现皮肤瘙痒是因为胆盐及胆汁成分返流血循环内刺激皮肤周围神经末梢所致。

324.乙型肝炎进行人工自动免疫和人工被动免疫时各采用哪种生物制品？

答：人工自动免疫采用乙肝疫苗；人工被动免疫采用特异性乙肝高价免疫丙种球蛋白。

325.提示乙肝有较大传染性的检测结果有哪些？

答：HBsAg（+）　　　　　HBeAg（+）

326.流行性出血热病人的"三痛"、"三红"和"五期"概括哪些内容？

答：（1）"三痛"：为病人发热期的中毒症状。由于颅内血管出血，眼球周围软组织水肿及肾组织充血，病人感头痛、眼眶痛及腰背痛。（2）"三红"：由于皮肤充血及出血所致。颜面、颈部及上胸部的皮肤潮红，即所谓"三红"，病人常似醉酒貌。（3）"五期"：典型病人病程分为以下五期（A）发热期；（B）低血压期；（C）少尿期；（D）多尿期；（E）恢复期。

327.给阿米巴痢疾病人留取大便标本应注意什么？

答：（1）便盆用温水加热，以免阿米巴滋养体死亡。（2）标本的采集应新鲜，挑取脓血部分立即送检。（3）粪便检验阴性者应重复多次以提高阳性率。

328.猩红热的并发症有哪些？

答：（1）化脓性并发症：淋巴结炎、中耳炎、乳突炎等。（2）中毒性并发症：心肌炎、心包炎等。（3）变态反应性并发症：风湿病、急性肾小球肾炎。

329.腮腺炎常见的并发症有哪些？

答：脑炎、脑膜炎、睾丸炎、胰腺炎、肾炎、心肌炎等。

六、精神病护理

330. 精神疾病的概念？

答： 大脑机能发生混乱，导致认识、情感、行为、意志等精神活动不同障碍的疾病。精神障碍与精神疾病同义。

331. 什么是幻觉？最常见的幻觉有哪些？

答： 幻觉是一种虚幻的知觉，即在没有现实刺激作用于感觉器官而出现的知觉体验。最常见的是幻听。

332. 什么是妄想？有什么临床意义？

答： 妄想是一种病理的歪曲的信念，其内容不符合客观现实，但病人对此坚信不移，不能说服和纠正。如果发现有肯定的妄想，则此人患有精神疾病。

333. 常见的妄想有哪几种？

答： 有关系妄想、被害妄想、夸大妄想、罪恶妄想、影响妄想和嫉妒妄想等。

334. 精神分裂症的定义？

答： 精神分裂症是一组病因未明的精神病。多起病于青壮年，常有感知、思维、情感、行为等方面的障碍和精神活动的不协调。一般无意识障碍和智能缺损，病程多迁延。

335. 我国神经症分哪几类？

答： （1）癔病；（2）焦虑症；（3）强迫症；（4）恐怖症；（5）抑郁性神经症；（6）疑病症；（7）神经衰弱症；（8）其他神经症。

336. 神经官能症的临床特点？

答： （1）神经官能症不属于精神病，一般不表现精神病常见的幻觉、妄想，也没有荒谬离奇的行为。病人全部或部分保持社会生活的适应能力和劳动能力。

（2）本病是大脑的机能障碍。尽管病人有多种躯体不适感，但并没有相应的器质性损害，因此是完全可以治愈的。

（3）病人对疾病有一定认识，因此疾病未经治疗时，病人即保持对疾病的自知力。

337．判断病人有无意识障碍应注意观察哪些方面？

答：应观察病人是否有下述表现：（1）对外界刺激反应减弱，经常嗜睡或反应迟钝，对周围环境感知模糊或错误；（2）定向力障碍；（3）理解困难，注意力难集中，有瞬间记忆障碍；（4）病情缓解后常有部分或全部遗忘。

338．精神分裂症在临床分几型？

答：（1）青春型；（2）紧张型；（3）偏执型；（4）未分化型；（5）单纯型；（6）不典型精神分裂症；（7）残留型；（8）衰退型；（9）其他型。

339．病人发生痉挛发作时，主要从哪几方面鉴别是癔症还是癫痫发作？

答：（1）意识：癫痫发作时意识完全丧失，癔病发作时一般意识不完全丧失。（2）痉挛表现：癫痫发作为强直期→阵挛期→恢复期，时间较短，最多几分钟，癔病发作无规律、多变，时间可长达数十分钟。

340．什么是脑器质性精神障碍？

答：指包括各种颅内炎症、肿瘤、血管疾病，中毒，外伤，变性病等因素直接损害脑部所致的精神障碍。

341．急性和慢性脑器质性精神障碍最常见的综合征是什么？

答：急性脑器质性综合征最常见的为各种意识障碍。慢性脑器质性综合征最常见的为痴呆状态。

342．躯体疾病伴发的精神障碍的概念？

答：由于重要内脏器官出现功能代偿不全或严重衰竭和内分泌营养不良，代谢疾病等引起继发的精神障碍，可表现为意识障碍，神经综合征或精神病。

343．精神科临床常用药物的分类？各举一代表性药物？

答：（1）抗精神病药——如氯丙嗪等。（2）抗抑郁药——如阿米替林。（3）抗焦虑药——安定。（4）抗躁狂药——碳酸锂。

344．抗精神病药常见的副作用有哪些？

答：口干、舌燥、鼻堵，乏力，思睡，心动过速，锥体外系反应，皮疹等。

345．氯丙嗪治疗的适应证有哪些？

答：氯丙嗪的主要适应证为各种精神运动性兴奋，幻觉妄想状态，各种思维障碍、情感、意向及行为障碍。临床上主要用于治疗精神分裂症、躁郁性精神病、反应性精神病的上述症状。精神分裂症中以妄想和紧张型效果较好，青春型次之。

346．抗癫痫治疗时应该提醒病人或家属注意的最重要的一点是什么？为什么？

答：所服用药物不能骤然停用（包括更换药），否则极易发生癫痫持续状态。

347．胰岛素昏迷治疗临床观察分几期？

答：（1）嗜睡期；（2）意识模糊期（混浊或朦胧）；（3）迷睡期；（4）昏迷期。

348. 胰岛素治疗时最严重的并发症是什么?

答: 是稽延性昏迷,即鼻饲糖水终止 15～20 分钟、静脉注射葡萄糖 5 分钟后意识仍未完全恢复,甚至昏迷加深。如不及时抢救可导致死亡。

349. 什么是心理治疗?

答: 一般认为心理治疗是以某种心理学的理论为根据,以良好的医患关系为基础,应用各种心理学的方法和技巧,通过治疗者的言行达到解决心理问题、消除或改善心身症状或精神障碍、促进疾病康复的一种疗法。

350. 心理治疗有哪几种?

答: (1) 支持疗法或疏导疗法;(2) 暗示疗法;(3) 行为疗法;(4) 精神分析法。

351. 工娱治疗的意义是什么?

答: 工娱治疗可缓解精神症状,活跃病人情绪,恢复学习和工作能力,延缓精神衰退。

352. 如何观察精神病病人的病情变化?

答: 护士要善于在病人复杂的精神状态中发现其病情特点。从病人言语、表情、动作、行为中进行观察分析,掌握病情的动态变化,摸索疾病规律。同时要在病人无主诉的情况下,早期发现躯体并发症,及时解除病人的痛苦。

353. 抑郁病人情绪变化的规律是什么?

答: 抑郁病人常易早醒,清晨病人情绪最低,黄昏时则有所好转,因此清晨破晓最易发生自杀,护理上应注意预防。

354. 对癔病性痉挛发作病人如何处理?

答: 遇有癔病痉挛发作时,护士要镇静、严肃、注意保护性医疗制,既不能表现惊慌失措,又不要过分关心照顾,以免强化症状。要消除环境中一切不良因素,不让无关人员围观。配合医生做好暗示治疗和对症护理，以解除痉挛发作，减轻病人痛苦。

355. 精神病人发生噎食的最常见原因？

答： 最常见的原因是服用抗精神病药物出现锥体外系反应，引起咽喉肌群共济失调，吞咽反射迟钝，食物阻塞在咽喉部位或误入气管内引起窒息。其次为电痉挛，胰岛素治疗后，病人意识尚未完全清醒的情况下，仓促进食导致噎食引起窒息。

356. 电休克治疗中的护理要点？

答： （1）病人仰卧，于胸椎5~8之间垫沙袋，颈下置小枕。 （2）将牙垫置于上下臼齿之间，并让病人咬住。（3）抽搐时保护好四肢不可用力过猛，按抽搐的节律稍加控制，防止骨折。（4）抽搐后让病人侧卧，便于口水流出，同时进行人工呼吸。（5）治疗后注意观察病人意识恢复情况，嘱病人卧床休息，检查口腔牙齿及关节情况。

357. 给精神病人发药应注意事项？

答： （1）给药前要心中有数。（2）备药时要严格查对。（3）发药时要准确无误，防止藏药，注意安全。（4）给药后收好物品，观察疗效及药物副作用。（5）宣传药物治疗的常识，争取病人合作。

358. 对癫痫病大发作的病人如何护理？

答： 置病人于原处平卧，迅速将牙垫放入口腔内上下臼齿之间，防止咬破唇舌。如手边没有牙垫时，可用毛巾或被角代替。松解衣领和裤带，保护下颌及四肢，防止发生脱臼和骨折。抽搐停止后，头转向一侧，以防口涎吸入气管。如呼吸不好，及时做人工呼吸。

359. 病人发生触电时，怎样脱离电源？

答：立即关闭电门或拉开电闸，用干燥木棒或竹竿或绝缘工具将病人身上的电线挑开，用绝缘物拉开触电者，如急救者站在干燥的厚木板或棉被上可用干燥的绳子或衣服拧成的带子套在触电者的身上，将病人拉开，脱离电源，切不可用手直接接触带电者的身体。

七、结核病的护理

360．为什么结核病中以肺结核最为常见？

答：结核病的传染途径主要通过呼吸道飞沫传染侵入人体。肺结核病人说话、咳嗽或喷嚏时带菌的唾液、痰液形成的微滴核直接传播给接触者。病人随地吐痰，痰干燥后结核菌附着于尘埃在空中飞扬造成尘埃传播。健康人吸入带菌微滴核或尘埃后通过呼吸道感染肺部。因此结核病中以肺结核为多见。

361．结核菌素试验反应属于哪一型变态反应？

答：结核菌素是一种反应原。当给已致敏（即已感染结核菌）的人注射后，机体出现的变态反应是由 T—细胞、巨噬细胞及它们所释放的活性物质所引发的第 IV 型超敏反应即迟发型变态反应。

362．结核菌素试验局部反应观察时间与结果判定标准？

答：结核菌素试验判定时间为注射后 72 小时。

结果判定标准：

阴性（－）局部皮肤轻度发红。无硬结或硬结在 5 毫米以下。

阳性（＋）硬结平均直径为 5~9 毫米。

（＋＋）硬结平均直径在 10～19 毫米。

（＋＋＋）硬结平均直径在 20 毫米以上。

（＋＋＋＋）局部出现水泡、坏死或有淋巴管炎者。

一般认为（＋）、（＋＋）为一般阳性，（＋＋＋）、（＋＋＋＋）反应属强阳性反应。

363. 如何处理结核菌素试验后出现的异常反应？

答：（1）淋巴管炎可热敷 1～2 次。（2）水泡轻者可涂以 1％龙胆紫，如水泡大，可用无菌注射器将水泡内液体抽出再涂以 1％龙胆紫。（3）出现皮肤溃疡或坏死者可涂敷 10％磺胺软膏或对氨柳酸软膏。

364. 什么是卡介苗？

答：卡介苗是一种无致病力的活菌苗。是有毒的牛型结核杆菌经过长期连续传代培养，逐渐降低了毒性，最后失去了致病力的牛型结核菌。接种卡介苗后，人体即可产生对结核菌的特异免疫力。

365. 接种卡介苗后局部有什么反应？

答：接种卡介苗后约三周左右，接种局部出现红肿硬结，逐渐中央软化形成白色小脓泡。以后自行破溃并结痂。痂脱落后局部遗留下小疤痕。局部反应过程一般约需两个月左右。

366. 卡介苗的接种方法？

答：卡介苗的接种方法有皮内注射法与皮上划痕法两种。目前有条件地区已推广应用皮内注射法。皮内注射法使用菌苗量小（为皮上划痕法的 1/100）、阳转率高达 90％～95％，因此已广泛应用。

皮内注射法　苗菌每毫升含卡介苗 0.75 毫克。

注射剂量　每人 0.1 毫升（含 0.075 毫克）。

注射部位　左上臂三角肌下端外缘。

操作方法　用 75% 酒精消毒皮肤。干燥后，取已吸有疫苗的 1 毫升蓝心针管，将菌苗摇匀，按皮内注射法注疫苗 0.1 毫升。

367. 如何观察卡介苗接种后的效果？

答：一般采取对接种者在接种卡介苗后 8～12 周进行结核菌素试验，观察结素阳转情况。结素反应阳转者表示接种成功，仍阴性者表示接种不成功。

368. 结核病早期发现的途径与发现的方法是什么？

答：早期发现的途径：（1）健康者检查；（2）就诊者检查；（3）可疑者检查；（4）接触者检查；（5）结素强阳性检查。

早期发现的方法：（1）胸部 X 线检查；（2）查痰法；（3）结素试验。

369. 结核性胸膜炎的常见症状是什么？

答：发热、胸痛、咳嗽（干咳）、气短。

370. 自发性气胸的主要病因是什么？其护理要点？

答：（1）**肺大泡破裂**　由于各种支气管或肺部疾病造成小支气管活瓣性阻塞，肺泡过度充气，张力增加，促使胸膜下肺边缘部分的若干肺泡破裂成肺大泡。当用力咳嗽或做屏气动作使肺内压力明显增高时，一些肺大泡即可向胸膜腔破裂而形成自发性气胸。

（2）**肺部病变穿破胸膜**　某些肺部疾病如肺结核、肺脓肿、肺炎、矽肺、肺肿瘤等病人靠近脏层胸膜的肺边缘部分的病变可直接穿破胸膜，使空气进入胸膜腔发生气胸。

自发性气胸的护理要点是：（1）协助医生尽快排出病人

胸膜腔内的气体，减轻呼吸困难；（2）保持闭式引流通畅；
（3）避免胸腔感染。

371.何谓咯血？咯出的血有何特点？

答：喉部以下呼吸道、气管、支气管、肺出血，伴随咳
嗽经口腔咳出者称为咯血。特点：血随咳嗽而咯出，常与痰
混在一起；带泡沫，色鲜红；常呈碱性反应。

**372.病人大咯血发生窒息时的征象是什么？如何
抢救？**

答：病人窒息时的征象为咯血突然停止，呼吸浅促，有
明显紫绀、张口、瞪目、牙关紧闭、躁动挣扎等征状。应分
秒必争进行抢救：（1）以金属压舌板、开口器撬开口，迅速
清除口腔、鼻腔内外的血液；（2）行体位引流，以吸引器吸
出气管口鼻腔内的积血；（3）吸氧，注射呼吸兴奋剂；
（4）协助医生作纤维支气管镜或气管切开吸引，以最快速度
使呼吸道恢复并保持通畅；（5）脑垂体后叶素 10 单位 +
25%葡萄糖 20～40 毫升静脉缓注；（6）测量血压、脉搏、
呼吸、咯血量，并做好记录。

**373.大咯血时常用的止血药有哪些？垂体后叶素的止
血原理是什么？**

答：常用的有脑垂体后叶素、止血芳酸、止血敏、安络
血、6—氨基己酸、维生素 K 等。

垂体后叶素通过减少肺循环血流量及使肺血管收缩而起
止血作用。

374.肺部手术后常见的并发症有哪些？

答：（1）胸腔出血；（2）感染；（3）肺不张；（4）支气
管胸膜瘘；（5）肺段面瘘。

375.术后肺不张的原因？如何预防？

答：术后肺不张的原因有：（1）支气管分泌物滞留，因气管插管麻醉手术损伤及刺激使分泌物增加；（2）术后疼痛咳嗽无力；（3）术后使用镇静剂过多。

对于肺不张的预防：（1）术前作好卫生宣传教育，讲清术后咳嗽、咳痰的重要性，并指导病人学会做有效咳嗽；（2）注意术后恢复室的湿度，按时为病人做超声雾化吸入，稀释痰液，以利咳出；（3）主动协助病人咳痰，细致观察病人，当发现病人有痰鸣音时应鼓励并协助病人将痰咳出；（4）鼓励病人以坚强的意志克服疼痛，劝导病人少用镇痛药物；（5）协助病人术后早期活动，使痰液易于咳出。

376.肺叶部分切除术后，一般如何放置胸腔引流管？

答：肺叶部分切除后一般放置两根胸腔引流管。上管放置在第一前肋间，管尖伸向胸腔顶部用以排气，称为排气管。下管放置在腋后线七或八肋间，管尖伏在膈肌上，用以排液，称为排液管。中间用"丫"形玻璃管相连，并接无菌水封瓶。

377.何谓反常呼吸运动？

答：胸改术后胸壁软化，在吸气时胸腔内压力下降，胸壁内陷，在呼气时胸腔内压增高，胸壁膨出。这种与正常呼吸时恰恰相反的胸壁运动称反常呼吸运动。

378.全肺切除术后的护理要点？

答：（1）保持呼吸道通畅，有痰一定要排出，同时要给予充足有效的吸氧，给氧时间要适当延长。（2）控制静脉输液的量及速度。一般成人输液量每日不超过 2000～2500 毫升、速度每分钟维持在 40 滴。（3）注意观察气管位置是否居中。（4）胸腔引流管夹闭，根据情况可做短时间开放，以了解胸内情况。

379. 全肺切除术后为什么要控制输液总量和输液速度？

答：因为全肺切除后，突然失去了一侧肺的毛细血管床。如果经静脉输入的液体过量或速度过快，血流量突然增多，由右心室排出的血量集中流向一侧肺动脉，就会引起肺动脉压升高。仅有的一侧毛细血管床不能容纳过多的血量。超过了代偿范围，可引起急性肺动脉高压，使右心负担过重，甚至导致右心衰竭、急性肺水肿等合并症。所以必须控制输液总量和输液速度。

380. 结核性脓肿为什么称为冷脓肿？

答：结核性脓肿是由结核性炎症渗出物、干酪坏死组织与死骨积聚局部而形成的。脓肿局部无一般炎症红肿、热、痛的特征，因此称为冷脓肿。

381. 胸腰椎结核病人护理要点？

答：（1）高烧、血沉快、疼痛明显的急性期病人应卧床休息。（2）注意观察病人双下肢运动的功能，如发现病人下肢软弱无力、走路不稳即是合并早期截瘫的征兆，应绝对卧床。（3）合并脓肿者应注意观察脓肿的变化及护理。（4）合并瘘管者需进行瘘管换药，注意引流通畅，定期做瘘管分泌物细菌培养。

382. 脊椎结核造成截瘫的原因？

答：绝大多数是由于结核性脓肿、干酪、肉芽组织、坏死椎间盘和死骨等压迫脊髓，部分病人则由于硬脊膜肥厚、脊髓血管栓或椎体、骨髓压迫所引起。

383. 脊柱结核合并截瘫减压术后护理要点？

答：（1）截瘫减压术后，由于暴露脊髓，椎体和部分椎弓根受到破坏，有时椎体出现不稳定。应注意术后翻身要平稳，不要扭曲脊柱，以免影响脊髓功能恢复。(2) 注意观察病人的肢体功能恢复情况。趾（指）屈伸活动的出现是截瘫恢复的一种征象，应嘱病人每日坚持运动练习。(3) 为防止患肢肌肉萎缩和关节僵直，应协助病人进行被动性肢体运动或按摩。(4) 加强皮肤护理，预防、治疗褥疮。(5) 严密观察病情变化，协助病人排痰，预防肺部感染。

384. 结核性脑膜炎病人的观察要点？

答：密切观察头痛程度、两侧瞳孔大小及变化、眼球震颤情况、抽搐次数、部位、持续时间、呕吐的性质及内容物。

385. 何谓少量咯血、中量咯血、大量咯血？

答：(1) 少量咯血：自每日十数口血痰至一次咯血 100 毫升内。(2) 中量咯血：一次咯血 100 ~ 300 毫升，或反复多次少量咯血，持续日数较多。(3) 大量咯血：一次咯血 300 毫升以上，甚至一次咯血数千毫升。

386. 肺结核病人为什么痰内常带血丝或者有血染痰？

答：肺结核病人由于肺内特异性和非特异性炎症造成毛细血管壁通透性增强，大量红细胞通过毛细血管壁外渗至肺泡中，并与痰相混合，因此常有血染痰和痰中带血丝现象。

387. 抗结核药物的治疗原则是什么？

答：早期、联用、适量、规律、全程。

388. 治疗结核病为什么要联合应用二、三种抗结核药物？

答：抗结核药物的疗程较长，结核菌易产生耐药性。单独应用异烟肼或链霉素，2 个月后约有半数病人的细菌对药物产生耐药性。二、三种抗结核药物联用可避免或延缓耐药性的产生。联合应用还能使某些药物产生协同作用，或至少是相加作用，取得化疗的良好效果。

389. 常用抗结核药物有哪些？一般成人剂量及用法？

答：异烟肼：剂量 300 毫克/日，顿服或分 3 次/日，口服。链霉素：剂量 0.75～1.0g/日，1～2 次/日，肌注。利福平：剂量 0.45～0.6g/日，空腹顿服，口服，对氨柳酸钠：剂量 8～12g/日，顿服或分服 2～3 次/日，口服，或 8～12g 静点。吡嗪酰胺：剂量 1.5g/日，分 3 次/日，口服。乙胺丁醇：剂量 0.6～0.9g/日。顿服或分 3 次/日，口服。卡那霉素：剂量 1g/日，1～2 次/日，肌注。

390. 用连线说明抗结核药的主要副反应。

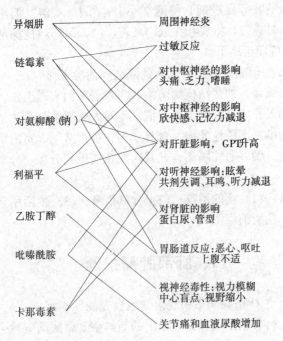

异烟肼 —————————— 周围神经炎

—————————— 过敏反应

链霉素 —————————— 对中枢神经的影响
头痛、乏力、嗜睡

对中枢神经的影响
欣快感、记忆力减退

对氨柳酸（钠） —————————— 对肝脏影响，GPT升高

对听神经影响：眩晕
共剂失调、耳鸣、听力减退

利福平 —————————— 对肾脏的影响
蛋白尿、管型

乙胺丁醇 —————————— 胃肠道反应：恶心、呕吐
上腹不适

吡嗪酰胺 —————————— 视神经毒性：视力模糊
中心盲点、视野缩小

卡那毒素 —————————— 关节痛和血液尿酸增加

391．利福平为何要空腹服用?

答：利福平餐前服药较餐后服药血浓度高，证明食物能影响利福平的吸收率，因此要空腹服用。

392．哪几种药物能杀灭结核菌? 哪种药物能通过血脑屏障?

答：异烟肼、利福平、吡嗪酰胺能杀灭结核菌。异烟肼能通过血脑屏障。

393．如何杀灭结核病人痰内的结核菌?

答：(1) 煮沸消毒：痰的容器与痰分别煮沸 15 分钟。(2) 药剂消毒：(加入的药剂量应为痰量的一倍)：①20%漂白粉乳状液浸泡 2 小时；②2.5%促氯胺 (5%氯胺液加入氯化胺、硫酸胺等促进剂) 浸泡 2 小时；③1%"84"消毒液浸泡 2 小时。(3) 将痰吐在纸内焚烧。(4) 深埋：挖深度为 1 米的土坑埋于地下。

394．如何做好肺结核病人的隔离和消毒工作?

答：隔离：加强结核病防治、消毒隔离的宣教工作，指导要求病人养成良好的卫生习惯 (不对人咳嗽或打喷嚏，减少微滴传染，不随地吐痰，食具单用，被褥常晒，室内定时通风换气，做好居住隔离，尤其对儿童应做到分床、分室居住)。

消毒：(1) 痰的消毒；(2) 食具消毒；(3) 生活用具消毒；(4) 住所消毒。

八、肺部肿瘤护理

395．怎样正确采集痰脱落细胞检查的标本?

答：(1) 采集从肺深部咳出的新鲜痰，留痰前应教会病人作有效咳嗽，使病人能咳出肺深部痰液。(2) 咳痰前先用清水漱口，以减少口腔内食物残渣及口腔上皮细胞。(3) 在咳出喉部痰后再用力咳嗽，咳出肺深部痰液 2 口（特别是带血丝的痰），置于无色大口瓶或痰标本盒内。(4) 及时送检（最迟不得超过 2 小时），避免细胞因时间过久而自溶。

396. 肿瘤病人在化疗期间应注意什么？

答：(1) 不抽烟，少饮或不饮酒。(2) 尽量避免与感冒尤其是流感的人接触，绝对禁止与急性水痘病人接触。(3) 注意营养，吃些爱吃的食物保持体重。(4) 应以顽强的毅力克服药物不良反应，坚持治疗。

397. 恶性肿瘤化疗的一般不良反应有哪些？哪一种不良反应最危险最严重？

答：(1) 秃发；(2) 口炎；(3) 恶心和呕吐；(4) 骨髓抑制。骨髓抑制是最严重最危险的合并症。

398. 常用治疗恶性肿瘤的药物有哪些？

答：环磷酰胺、甲氨喋呤、氟脲嘧啶、阿霉素、丝裂霉素、长春碱类（长春新碱 VCR、长春花碱 VLB）、鬼臼乙叉甙（足叶乙甙 VP16-213）、顺氯氨铂（顺铂 DDP）。

399. 使用环磷酰胺（CTX）治疗的肿瘤病人为什么要多饮水？

答：因代谢产物经肾脏排泄，长期使用可致出血性膀胱炎，所以应嘱病人治疗时应多饮水（3000ml/日），以稀释尿中药物浓度，预防出血性膀胱炎的发生。

400. 常用激素类抗恶性肿瘤药有哪些？它们的作用机理？

答：有雌激素、雄激素、肾上腺皮质激素等。它们的作用机理是：一些和内分泌有关的组织癌变后，常保留着与原组织相类似的激素依赖性。如乳腺癌依赖雌激素；前列腺癌依赖雄激素。肾上腺皮质激素能抑制淋巴细胞生成，并使淋巴细胞解体，可用来治疗急性淋巴细胞白血病。用某些激素药物后，改变了体内激素平衡状态，从而抑制某些相应肿瘤的生长。

401. 怎样预防和处理肿瘤化疗引起的口腔炎？

答：预防：（1）嘱病人每餐后与睡前用电动牙刷刷牙或冷开水漱口。（2）在病人白血球降至 $3000/mm^3$ 时加用 1% 双氧水 30ml 含漱后再用冷开水漱口，预防口腔炎。

处理：如发生口腔炎或溃疡时，每餐后和睡前用 3% 双氧水含漱，再用生理盐水漱净后涂以 3% 碘甘油。口唇皲裂可涂以甘油或石蜡油。因溃疡引起的疼痛可用利多卡因糖丸餐前口含。如口腔炎由甲氨喋呤引起，可用 1:200 四氢叶酸液清洗口腔。念珠菌感染时用二性霉素糖丸每四小时一次口含或酮康片口服。

402. 怎样预防肿瘤化疗后的呕吐？

答：在大剂量顺氯氨铂（DDP）100～200mg/次化疗时，可用：（1）苯海拉明 25mg，每日 3 次，连用 2 天，化疗前晚开始；（2）灭吐灵 40～50mg，分别于化疗前半小时、化疗后 1.5、4、6 小时肌注；（3）地塞米松 5mg，于茂菲氏滴管内冲入或用 4.5mg 分别于化疗前半小时、化疗后 1.5、4、6 小时口服，可减少呕吐。

403. 如何预防抗肿瘤化疗药物静脉输入时的外渗现象？

答：（1）注射部位要经常观察，尤其是对意识不清者更应仔细监护。输液前让病人了解药物外渗的症状、体征及危害性。一旦发生外渗即可早期发现。（2）熟练掌握穿刺技术，尽可能做到一针见血。如发现静脉穿破时，须另换一肢体穿刺，避免在同侧肢体输入，以免药物从破渗处外渗。(3) 使用对组织毒性大的抗癌药物前，宜先用生理盐水（或5%葡萄糖）推注或滴注。无肿胀后再注入或冲入化疗药物。注射过程中观察回血情况，注完化疗药物后再推适量生理盐水。(4) 需快速输液或输入细胞毒性大的药物时，尽量选用中心静脉置硅胶管输入或选用较粗静脉输入。(5) 避免在同一条静脉多次穿刺重复或长时间输液。有上腔静脉阻塞的病人，不应选用上肢静脉输入。

404. 药物外渗性损伤局部有何表现？

答：外渗初期在注射部位出现明显肿胀、疼痛、局部皮温降低（休克病人或伴周围神经病变者无痛觉）。外渗发生24～48小时后，皮肤出现紫黑色水泡，严重者可有肢端脉搏消失。两周后水肿消退，皮肤表面焦痂形成，与正常皮肤出现明显界限。

405. 抗肿瘤药物外渗和静脉炎的处理方法？

答：(1) 发现药物外渗时应立即停止注射，拔出针头。(2) 用适量生理盐水局部注射稀释药物，降低浓度。(3) 0.25%普鲁卡因局部封闭，每日一次，连续三天。(4) 疼痛剧烈时用50%硫酸镁湿敷，肢体肿胀明显、动脉搏动减弱或消失时，必须抬高肢体，必要时做筋膜广泛切开减压，局部和全身使用抗生素。(5) 如3天后局部仍红肿时则用中药黄柏、黄芩、黄连各10g水煎后湿敷，每日两次，每次半小时。(6) 皮肤坏死区出现分界后，应及早切痂植皮。

406. 乳腺癌肿的特征是什么？

答：一般肿块发生在一侧，无痛性肿块不规则，轮廓不清，不可推动（与皮肤或乳头黏连），产生皮肤小凹（橘皮样症）、水肿或乳头内缩。少数病人有乳头血性溢液。

407. 癌症治疗（包括化疗与放疗）期间，在何种情况下应对病人采取保护性隔离措施？

答： 对抵抗力严重下降、应用免疫抑制剂而免疫功能受损者以及白细胞数低于 $1000/mm^3$ 的病人应采取保护性隔离措施。

408. 哪些常用的抗恶性肿瘤药物静脉输入外渗后常会引起组织坏死的严重后果？

答： 氮芥（HN_2）、卡氮芥（BCNU）、足叶乙甙（VP16-213）、长春花碱（VLB）、长春新碱（VCR）、长春酰胺（VDS）、阿霉素（ADM）、丝裂霉素-C（MMC）、正定霉素（DRB）等。

九、耳鼻咽喉科护理

409. 听觉器官包括哪几部分？

答： 听觉器官包括外耳、中耳、内耳、听神经及听觉中枢。

410. 临床常用音叉检查的方法有几种？其名称是什么？

答： 临床常用音叉检查方法有三种：

1. 韦伯氏试验；

2. 任内氏试验；

3. 放瓦巴氏试验。

411. 何谓声阻抗（阻抗测听）？

答： 一定的声能进入传音系统后，一部分声能被吸收传入，另一部分被反射，前者称声顺，后者称声阻。鼓膜、中耳和听骨链、耳内肌等均属传音系统，其结构变化可引起声顺和声阻的变化，根据这种原理，电声阻抗测听器可以检查耳聋的类型、病变部位，帮助观察听力重建手术的疗效。

412. 何谓眼震？眼震有几种？

答：眼球震颤（亦称眼震）是一种不自主而且有节律的眼球往返运动。

眼震有生理性眼震、诱发性眼震、自发性眼震。

413. 先天性耳部畸形分几类？怎样防治？

答：先天性耳部畸形可分外耳畸形、中耳畸形、内耳畸形三大类。

预防先天性耳部畸形需做好孕妇的保健工作。防止妊娠期的感染。有药物过敏的孕妇用药必须审慎。禁止近亲结婚，以防子女出现畸形或痴呆。

414. 何谓耵聍？引起耵聍栓塞的原因是什么？

答：耵聍是外耳道软骨部皮肤的耵聍腺分泌的一种黏稠的分泌物，它具有保护外耳道皮肤及防止异物进入外耳道的作用。

耵聍栓塞常是外耳道有慢性炎症，耵聍腺分泌增加，与脱落的上皮混合积存于外耳道内，各种小异物进入外耳道如粉尘、泥沙等造成。或外耳道狭窄、畸形、肿物、瘢痕形成、异物存留或老年人外耳道口塌陷及下颌关节运动无力，也可造成耵聍栓塞。

415. 鼻腔的生理功能是什么？

答：鼻腔主要有通气、嗅觉及共鸣等功能。鼻腔具有过滤清洁空气和调节其温湿度以保护下呼吸道黏膜的作用。鼻窦对鼻腔的加温、加湿和共鸣功能起辅助作用。鼻窦的空腔可减轻头颅的重量，有利于维持头部平衡。

416. 怎样进行嗅觉检查？

答：一般多采用定性检查法。其做法是取强弱程度不同的嗅素，如酒精、酱油、香水、樟脑油、煤油、醋等等做嗅觉检查剂，分别装于颜色、式样完全相同的有色小瓶中，检查者随意选择一瓶，嘱被检查者闭目，以手指堵住一侧鼻孔，以另一侧鼻孔嗅之，并说明瓶中气味性，可以用水为对照剂。然后另选一瓶，以同样方式检查对侧鼻孔。嗅觉减退者，弱的嗅素辨不出气味，而强嗅素则能辨出。但嗅觉丧失者强嗅素也辨不出。

417. 阴压置换法有哪些适应证？

答：主要适用于治疗慢性筛窦炎、额窦炎及全副鼻窦炎，对儿童鼻窦炎最为适合。

418. 急性鼻炎是怎么发生的？

答：急性鼻炎是一种常见的鼻黏膜急性炎症，发病率高，易并发急性中耳炎、鼻窦炎、肺炎等。其主要病原体是鼻病毒和冠状病毒。当机体抵抗力降低，鼻黏膜防御功能被破坏，气候变化不定的时候，经飞沫传播致病。当病毒侵入后，鼻黏膜 pH 值趋向碱性，溶菌素活力减低，存在于病人鼻部或鼻咽部的致病菌，为溶血性链球菌、肺炎双球菌、葡萄球菌、流行性感冒杆菌及其他细菌活跃繁殖，形成继发感染。

419. 何谓慢性鼻炎？慢性鼻炎分几种？

答：慢性鼻炎是指鼻黏膜或黏膜下层以及鼻甲骨的慢性炎症。一般分为两大类：即单纯性鼻炎及肥厚性鼻炎。

420. 变态反应性鼻炎的病理特点是什么？

答：变态反应性鼻炎的病理特点是血管扩张，渗出性增加，组织水肿。有嗜酸性细胞浸润和分泌旺盛。在发病间歇期上述症状呈可逆反应。经常发病则上皮层增殖变性而形成息肉。

421．扁桃体的双重抗感染的免疫作用是什么？

答：扁桃体内具有抗体的 B 细胞，含有五种免疫球蛋白，即免疫球蛋白 G、A、M、D 和 E，有体液免疫作用。此外，扁桃体内还有 T 细胞，有细胞免疫作用。

422．何谓腺样体肥大？

答：腺样体亦称增殖体或咽扁桃体。是咽顶后部和后壁的淋巴组织。6～7 岁时，此淋巴组织特别明显，青春期后逐渐萎缩消失。常由于鼻咽部炎症的反复发作，使腺样体发生病理性增生，称腺样体肥大。多见于儿童，常与慢性扁桃体炎同时存在。

423．喉梗阻常见的原因是什么？

答：（1）先天性疾病：先天性喉软骨病、会厌软骨畸形、喉蹼等。

（2）炎症性疾病：最常见的是小儿急性喉炎，由于小儿声门狭小，黏膜下组织疏松，神经系统发育不成熟，故发生喉梗阻的机会比成人多。

（3）非炎症性疾病：急性喉水肿（变态反应）喉部放疗后，喉瘢痕狭窄、喉异物、喉肿瘤等。

（4）其他：喉痉挛、喉外伤及各种原因引起的双侧声带外展麻痹等。

424．小儿急性会厌炎为什么容易发生窒息？

答：急性会厌炎是以声门上区会厌为主的急性炎症。多见于成人，小儿也可发生，且易扩展到声门及声门下区，故易发生喉梗阻，甚至窒息。

425．慢性喉炎分几种？

答：慢性喉炎是指声带和室带黏膜的非特异性感染的慢

性炎症，重者可累及黏膜下层及喉内肌。

慢性喉炎分四种：单纯性喉炎，肥厚性喉炎，干燥性喉炎，结节性喉炎。

426．气管切开的并发症是什么？

答：（1）皮下气肿；（2）纵隔气肿；（3）气胸；（4）出血；（5）脱管；（6）食管损伤；（7）喉狭窄。

427．气管切开拔管困难的原因何在？

答：（1）原发疾病未治疗。

（2）喉软化症气管切开术后，因软骨无支持作用而塌陷。

（3）气管切开损伤喉返神经，造成喉麻痹。

（4）气管切开误切环状软骨而发生术后感染，引起喉狭窄。

（5）由于长期带管，精神紧张，心理负担大拒绝拔管。

（6）在气管套管上方气管内有肉芽形成。

（7）由于甲状腺肿造成气管软化塌陷，不能拔管。

428．耳鼻喉科所用的光导纤维内窥镜有几种？如何维护保养？

答：常用的导光纤维内窥镜有鼻窦镜、鼻咽镜、喉镜、支气管镜、食道镜等。

维护保养纤维内窥镜应注意以下几点：

（1）平时应把纤维内窥镜悬挂于橱内，注意勿使软管部弯曲重叠；

（2）勿使物镜及导光束端与硬性器皿碰撞；

（3）使用纤维内窥镜时，应边推边进边观察，应有步骤地观察病变部位，要把观察部位、深度和角度有机地配合起来。注意不要折断光学纤维；

（4）检查完毕，必须先放松弯角固定装置至弯角部垂直时方可拔出。否则不但容易损坏纤维内窥镜，也容易发生并发症；

（5）在检查中，插入活检钳和细胞刷时，要把调角度装置放松，以免损伤钳道；

（6）在活检时，应将组织轻轻咬住向外拉，不要将活检钳扣得太紧，以免发生脱焊，造成开关失灵；

（7）检查前后都要注意器械的洗涤和消毒，管道吹干，并在镜面上涂一薄层硅蜡。

十、眼科护理

429. 人体视觉器官包括哪些？

答：包括眼球、视路、眼附属器。

430. 视网膜感觉细胞有几种？功能及其分布区域？

答：有两种。锥体细胞，司明觉及色觉，主要分布于黄斑区，杆体细胞，司暗视觉，主要分布于视网膜周边部。

431. 眶上裂有哪种神经通过？受损后或某些因素影响会引起什么？

答：有动眼神经、滑车神经、外展神经、三叉神经通过。若受到损伤或某因素的影响可引起眶上裂综合征。

432. 单疱性病毒性角膜炎临床上典型的表现有几型？

答：有三型，即树枝状、地图状、盘状。

433. 睑腺炎的病因？何种细菌感染？如何治疗？

答：睑腺炎也称麦粒肿，为睫毛囊所属皮脂腺或睑板的急性炎症，均由金黄色葡萄球菌感染。前者称外麦粒肿，后者称内麦粒肿，脓点形成后可行切开排脓，外麦粒肿自皮肤面切开，切口要与睑缘平行；内麦粒肿于结膜面切开，切口与睑缘垂直，切忌过早切开或任意挤压，以防止炎症扩散。

434．泪囊摘除的手术适应证？

答：慢性泪囊炎，因年老体弱或全身疾病而不能行泪囊鼻腔吻合术者；严重角膜溃疡合并慢性泪囊炎；急待行球内手术，但同时合并慢性泪囊炎；泪囊肿瘤或结核性泪囊炎；行泪囊鼻腔吻合术后失败者均可行泪囊摘除术。

435．常见的红眼病有几种？治疗及预防？

答：红眼病是由细菌或病毒感染而引起。常见的有：急性卡他性结膜炎，流行性出血性结膜炎、流行性结膜角膜炎。根据病因进行处理，对细菌性的可选用 1～2 种抗菌素如 0.5%卡那霉素，0.25%氯霉素，15%磺胺醋酰钠眼药水，每 0.5～1 小时点眼一次，睡前结膜囊涂眼膏。对病毒性的可选用 4% 吗林双胍，0.1%疱疹净，配合干扰素点眼，0.1%利福平眼药水，1%温盐水洗眼，也可用广谱抗菌素，中医治疗，疏风清热类中药。

积极开展卫生宣教，普及防病知识，病人所用脸盆、毛巾、手帕等均应煮沸消毒，与健康人分开使用，此病流行期间，病人不得进入公共游泳池，一般人在游泳后应点消炎眼药水，以防感染。

436．角膜移植有哪几种？有何种适应证？

答：有角膜板层移植和角膜全层移植两种。

角膜板层移植适应证：此种手术不穿透前房，安全而很少有并发症，临床应用范围较广，主要适应于：中层及浅层角膜混浊；治疗某些炎性角膜病；角膜组织缺损的修补；改良角膜基地，为今后的穿通移植做好准备。

角膜全层移植则取代混浊的角膜，以达到增进视力或治疗的目的。它主要适应于：角膜全层混浊；圆锥角膜；角膜白斑合并角膜瘘；化脓性角膜炎。

437.何谓白内障？临床上主要有哪些分类？

答：晶体部分或全部混浊时称为白内障。此病严重影响视力，常见的治疗方法以手术为主。

临床常见有先天性白内障、外伤性白内障、全身疾病性白内障、并发性白内障、中毒性白内障、药物性白内障；继发性白内障、老年性白内障。

438.老年性白内障临床分期？治疗原则？

答：初发期、膨胀期、成熟期、过熟期。主要以手术的治疗为主，可行囊内及囊外摘除术、拔障术、针拔套出术、人工晶体植入术，手术时机以白内障成熟期为佳。

439.急性闭角型青光眼为什么会引起偏头痛、恶心、呕吐？

答：由于眼压急剧升高，引起虹膜睫状体充血，水肿，而使三叉神经末梢受到压迫，并反射至该神经眼支的分布区，因而引起剧烈的偏头痛。

由于三叉神经与迷走神经的中枢及延髓呕吐中枢之间有神经纤维联系，因此当眼压急剧升高发生偏头痛的同时，也常出现恶心、呕吐症状，眼压下降，头痛、恶心、呕吐随之缓解。

440.虹膜睫状体炎急性期为什么要散瞳？

答：充分散瞳可以使瞳孔散大，防止虹膜黏连，解除眼内肌痉挛，改善局部血液循环以促进炎症消退。散瞳是治疗本病的关键措施，一般常用散瞳药为阿托品、新福林、米多林、混合散瞳剂等。

441.什么叫血—眼屏障？包括哪两种？

答： 物质从血浆进入房水、玻璃体及视网膜组织的过程中是有选择性的，这种选择性的物质渗透，使血浆与眼组织的物质成分在内容和比例上存在明显差别，这种现象称之为血—眼屏障。

血眼屏障主要包括：血—房水屏障；血—视网膜屏障。

442.什么叫眼的屈光系统？

答： 眼的屈光系统由角膜、房水、晶状体和玻璃体组成，是具有不同屈折率的透明中间介质，我们能清楚地看到东西，是由于该物体及射出来的光线进入眼内，经眼的屈光系统屈折后在视网膜黄斑部集成像，这种功能称之为眼的屈光。

443.莹光眼底血管造影的临床意义是什么？

答： （1）了解视网膜血管的生理病理变化；

（2）观察血液的动力学情况；

（3）鉴别眼底某些病变的性质；

（4）诊断和鉴别某些眼底病；

（5）探索某些眼底病的发病机理和病变部位；

（6）配合激光治疗某些疾病。

444.激光在眼科临床有何用途？

答： （1）视网膜凝固治疗；

（2）激光虹膜切除；

（3）激光治疗核性白内障，后发障；

（4）激光治疗血管性病变；

（5）激光治疗前层及玻璃体积血；

（6）其他眼病的治疗。

激光操作治疗的特点是简单、安全、收效快、避免感染，减轻患者的痛苦。

445．结膜下球后注射的目的？

答：结膜下注射可使药物直接作用于眼部可以增加药物由巩膜渗透入眼内的作用，提高眼内浓度而达到治疗效果，是一种有效的给药途径。

球后注射用于眼球后部的疾病，使药物接近眼球后部及视神经，故多用于治疗眼底病及麻醉睫状神经节。

446．阿托品眼药膏、眼药水在眼科有何用途？

答：阿托品是眼科常用的散瞳药。用药的目的可以扩大瞳孔，防止虹膜后黏连和继发性青光眼；解除睫状肌和瞳孔扩约肌的痉挛，使发炎的虹膜、睫状体处于休息状态；减少睫状肌对睫状血管的压迫，以加强局部血循环；降低血管的渗透性，减少渗出物的产生。此外阿托品还用于幼儿科斜视、验光及眼底检查等。

十一、口 腔 科 护 理

447．刷牙的目的和正确刷牙方法？

答：（1）刷牙的目的：清除留在牙齿上的食物残渣，减少口内的致病因素。通过刷牙时按摩牙龈，促进血液循环以增强组织的抗病能力，从而提高口腔健康水平。

（2）正确的刷牙方法：是竖刷法。即顺着牙间隙，上牙向下刷，下牙向上刷，𬌗面（即牙脊）用前后刷和剔刷的方法。刷前牙的舌侧时，用牙刷的尖端刷。

448．不良刷牙方法的害处？

答：不良的刷牙方法是横刷法，害处如下：

（1）不能达到清洁口腔的目的；（2）使牙龈发生擦伤、刺伤或由此引起的牙龈炎症和牙龈萎缩；（3）使牙颈部产生楔状缺损。

449．什么叫牙菌斑？牙菌斑与龋病、牙周病的关系？

答：牙菌斑是一种稠密、不定形、非钙化的团块。此团块由细菌丛及细菌间的胶状基质所构成。牙菌斑最易在殆面沟裂、牙面、牙颈部等不易自洁的区域内形成。凡口腔中牙菌斑多者，患龋率及牙周疾病发病率也较高。

450．什么叫牙石？

答：牙石是附着在牙面上的钙化或正在钙化的以菌斑为基质的团块。多存积于不易刷到的齿面。以唾液腺开口附近的牙面，如下前牙舌侧和上磨牙颊侧沉积最多。在牙齿排列不齐和无咀嚼功能的牙也有大量牙石沉积。

451．牙龈出血的原因？

答：牙龈出血不是一种单纯的病，而是多种疾病在口腔中的一种表现。牙龈出血可以有以下几方面的原因：（1）牙龈炎和炎症性增生，此为牙龈出血最常见的原因；（2）妊娠性牙龈炎，常发现于妊娠的第 3～4 个月后；（3）牙周病。（4）坏死性牙龈炎；（5）维生素 C 缺乏；（6）血液病；（7）肿瘤。有些生长在牙龈上的肿瘤也较易出血。较常见的如血管瘤、血管型的牙龈瘤、早期牙龈癌等；（8）某些全身疾病的后期。如肝硬化、脾功能亢进、肾炎后期、播散性红斑狼疮等病人，也可出现牙龈出血症状。

452．何谓龋齿？

答：龋齿是牙齿组织逐渐破坏消失的一种疾病。它能使牙齿缺损、疼痛甚至丧失，破坏咀嚼器官的完整性。并能引起牙槽及颌骨的炎症，影响身体健康。

453．如何预防龋齿？

答：（1）药物防龋，目前用氟化物防龋较为普遍。（2）控制食用糖，尤其睡前不吃糖果、点心、不喝糖水，以消除细菌活动的场所。（3）封闭侵蚀牙齿的通路。磨牙的咬殆面上有许多窝沟和裂隙，是龋齿的好发部位，在龋齿未发生之前，将一种防护涂料涂在殆面窝沟裂隙上，隔绝外来的致龋因素，可取得较好效果。（4）保持口腔卫生及定期口腔检查。（5）及早发现口腔疾病，及早治疗。

454．龋齿早期治疗的意义？

答：龋齿早期治疗可停止其发展，组织破坏少，治疗简单，效果好，病人痛苦小。

455．什么是口腔白斑？

答：白斑是一种常见的口腔黏膜白色病变。由于上皮层的增厚和过度角化，所引起的临床上表现为擦不掉的白色斑块。

白斑本身无害，但有发展成癌的可能性。引起白斑的原因多是长期局部刺激造成的，如长期过多吸烟、饮酒，以及不合理的假牙、龋齿和残冠、残根长期的慢性刺激而造成的。全身因素可能与维生素 A 缺乏及内分泌障碍有关。

456．鹅口疮是怎样引起的？如何处理？

答：鹅口疮是白色念珠菌侵犯口腔黏膜而致病的。营养不良、贫血、维生素缺乏或患儿有某些传染性消耗性疾病，长期使用抗生素、皮质类固醇激素、免疫抑制剂等容易引起念球菌感染。患鹅口疮后，在局部涂擦 1%～2%龙胆紫液，1%霉唑霜、制霉素液均有效。

457．何谓智齿冠周炎？

答：智齿冠周炎是指智齿（第三磨牙）萌出过程中引起的牙冠周围软组织的炎症。本病主要发生于18～30岁的青年。临床上以下颌第三磨牙冠周炎最为多见。

458．何谓牙的斑釉？

答：斑釉是地区性慢性氟中毒的一种症状。其特征是在多个牙齿的表面呈现白恶状或黄褐色斑块，严重时合并釉质的实质缺损，甚至出现全身骨骼系统的改变。

459．何谓牙本质过敏？

答：当牙釉质缺损，牙本质暴露时牙齿受到温度、化学（酸、甜）和机械（刷牙、咬硬物）等的刺激而感觉酸痛的一种症状，叫做牙本质过敏。其主要表现是激发性疼。刺激除去后，症状立即消失。不痛时，用探针在牙面可找到过敏点。

460．儿童有哪些不良习惯可造成牙𬌗畸形？

答：（1）口呼吸：由于呼吸道疾病使鼻腔不通畅而造成口呼吸或本身就有口呼吸的习惯。（2）吮指习惯：儿童经常将拇指放在上下牙之间反复吸吮。（3）咬唇习惯：临床上以咬下唇较为多见。（4）经常吐舌或舔舌的习惯。（5）偏侧睡眠或偏侧咀嚼的习惯。（6）下颌前伸：经常模仿没牙老人或反𬌗人的动作。

461．错𬌗畸形对儿童有什么危害？

答：（1）影响美容；（2）妨碍牙齿发育；（3）危害功能。前牙开𬌗时，牙齿丧失切割食物的能力，齿音发出不清，说话、唱歌、学外语均受影响；（4）有损健康。

462．牙𬌗畸形有什么表现？

答：儿童期一旦发生牙𬌗畸形，简单的仅限于牙齿排列紊乱，复杂的则出现颌骨、面部牙弓等的大小、形态、位置的异常，常见的有以下几种表现：（1）前牙反𬌗：俗称

"地包天"、"兜齿"，咬合时下前牙覆盖在上前牙的前面，下巴向前突出；(2) 前牙开牙合：咬合时上下牙齿不能接触，上下牙列之间出现空隙；(3) 深复牙合：咬牙时上前牙将下前牙完全遮住，下前牙咬在上前牙内侧的牙肉上，往往牙肉被咬伤。深覆盖，俗称"鲍牙"，上牙弓或上颌向前突出，使上前牙向前突。

463. 矫正器应具备哪些条件？

答：(1) 矫正器在口腔中不发生化学变化，并对口腔组织无危害。(2) 尽可能少地妨碍口腔功能和口腔卫生。(3) 结构要简单、轻巧、稳固、不易变形。(4) 矫正器的硬度和弹性不易改变。(5) 能充分发挥矫治力的作用，使骨组织发生变化，从而达到矫正牙牙合畸形的目的。

464. 恒牙早失的处理？

答：恒牙因外伤或龋病等原因而过早缺失后，必须应用缺隙保持器，以免邻牙倾斜而造成错牙合。

465. 拔牙后何时镶牙合适？

答：拔牙后的义齿修复一定要在拔牙伤口完全愈合，牙槽骨的吸收和改进比较稳定以后进行。但牙槽骨的吸收快慢与缺牙原因有关。一般待 2～3 个月以后镶牙比较合适。如果因牙周病而拔除的牙，等 1～2 个月后就可以修复了。因为患有牙周病的人本身牙槽骨吸收就比较多，拔牙窝也易长平。

466. 局部义齿的定义及修复特点？

答：(1) 定义　局部义齿是治疗部分牙列缺失的一种修复体。这种修复体是利用真牙或黏膜做支持或通过卡环和基托使其在口腔内保持适当的位置。

(2) 特点　①适动局部义齿的特点是：a. 摘戴方便，

容易保持清洁；b.结构简单，损坏易于修理；c.美观，颜色和真牙近似。②固定局部义齿的特点是：a.咀嚼力强；b.体积小，近似真牙；c.使用方便，勿须摘戴。

467.总义齿的固定原理？

答：（1）**吸附力的作用** 是指总义齿基托与口腔黏膜的紧密配合。这种黏合是利用黏膜上的唾液膜与基托之间的附着力和唾液本身的内聚力等作用，使义齿基托紧紧地吸附在口腔黏膜上而产生固位作用。这种作用就叫吸附作用。

（2）**大气压的作用** 总义齿的基托与牙槽脊黏膜紧密贴合，并且边缘封闭良好，可阻止空气进入基托与黏膜之间。这样基托与黏膜之间形成负压，基托外面的大气压力就可以使义齿基托与黏膜贴合更紧，从而产生固位作用。

468.牙体组织的结构？

答：每个牙齿由四种组织构成：（1）牙釉质，被盖在牙冠的最外层，是人体中硬度最强的组织；（2）牙本质，是构成牙齿主体的硬组织；（3）牙骨质，是被盖在牙根外层的硬组织；（4）牙髓，牙齿中心是个空腔，内含带有神经、血管的软组织，即牙髓。

469.牙周组织的结构？

答：牙齿周围的组织称牙周组织，包括牙周膜、牙槽骨和牙龈，它们的主要功能是支持牙齿牢固地植立在牙槽之中。

470.银汞合金的调合比例？

答：（1）按照合金粉与汞的重量比，其调合比例是5:8。（2）按照合金粉与汞的体积比，其调合比例是4:1。

471.六龄齿在口腔中的重要作用是什么？

答：六龄齿是在六岁左右开始萌出的，是口腔中萌出最早的恒牙。牙冠最大，牙尖又多，牙根既长又有分叉，其在牙槽骨里非常牢固。这四个牙齿就好像口腔中竖起的四根柱子，在咀嚼和牙齿排列方面起着重要作用。若过早龋坏拔除就会影响面部比例，使面部比例失调，咬合关系错乱，有损儿童的容貌。

472. 乳牙的萌出期和脱落期？

答：（1）乳牙萌出期：6~8个月，乳中切牙萌出；8~9个月，乳侧切牙萌出；12~14个月，第一乳磨牙萌出；16~18个月，乳尖牙萌出；20~24个月，第二乳磨牙萌出。

（2）乳牙脱落期：6~12岁为乳牙脱落期，一般下颌牙较同名的上颌牙的脱落期早。乳牙的脱落的具体时间和次序如下：

年龄	上颌	下颌	
6 岁	I	I	脱落
7 岁	I	I	脱落
8 岁	II	II	脱落
9 岁	II	II	脱落
9 岁~10 岁	IV / IV III	III IV	脱落
10 岁~11 岁	III	III	脱落
11 岁~12 岁	V / V	V / V	脱落

473. 恒牙萌出时间?

6 岁	6	6	萌出
	6　1	1　6	
13 岁~14 岁	7	7	萌出
	7	7	
18 岁~24 岁	8	8	萌动
	8	8	

答: 其余恒牙按同名乳牙脱落期依次萌出。

474. 什么是复发性口腔溃疡?

答: 复发性口腔溃疡是黏膜病中发病率最高者。表现为口腔黏膜反复出现孤立的、圆形或椭圆形浅层小溃疡。可单发或多发在口腔黏膜的任何部位。有剧烈的自发性疼痛。病程有自限性,一般 10 天左右便可自愈。

475. 人体缺乏维生素 B_2 时在口部有何表现?

答: 人体缺乏维生素 B_2 时,易发生口角炎。两侧口角对称性的湿白糜烂,唇炎、唇色红、干燥、刺疼,可有垂直裂口或出血。

十二、皮 肤 科 护 理

476. 什么是疥疮? 其传播途径如何?

答: 疥疮是由疥螨引起的传染性皮肤病,易在集体和家庭中流行。疥螨是一种皮内寄生虫,种类很多。

人的疥疮主要是由人疥螨直接引起,由人与人直接接触传染,如同卧或握手,出可由被褥、衣服等间接传染。

477. 疥疮有哪些临床表现?

答：（1）疥螨常侵犯皮肤薄嫩部位，故损害易发于指缝、腕部曲侧、肘窝、腋窝、妇女乳房、脐周、腰部、下腹部、股内侧、外生殖器等部位，多对称发生。

（2）皮疹主要为丘疹、水疱、隧道及结节。①丘疹约小米大小。淡红色或正常肤色，有炎性红晕。常疏散或密集成群，少有融合。有的可演变为丘疱疹。②水疱一般由米粒至绿豆大，多见于指缝间。③隧道为灰色或浅黑色线纹，长约3～15毫米。弯曲微隆，末端常有丘疹和水疱。有的不易见到典型隧道，可能因清洗、搔抓或继发性病变而破坏。④结节发生于阴囊、阴茎、大阴唇等部位。约豌豆大小，呈半球形，淡红色风团样。

（3）自觉剧痒，尤以夜间为甚。可能由于疥虫夜间在温暖的被褥内活动较强，或其分泌物的毒素刺激皮肤所致。由于搔抓，出现抓痕、结痂、湿疹样变或引起继发感染，发生脓疱、毛囊炎、疖、淋巴结炎甚至肾炎等。

478. 疥疮的主要治疗及预防？

答：治疗：一般外用10%硫磺软膏，自颈以下，先搽皮肤，后及全身，每日1～2次，连续3～4日为一疗程。治疗前先用热水和肥皂洗澡，然后搽药，搽药期间不洗澡、不更衣，以保持药效，彻底消灭皮肤和衣服上的疥螨。疗程结束后，换用清洁衣被。两周后发现新发皮疹者应再重复第二疗程。

预防：注意个人清洁卫生。发现病人应立即隔离治疗，家中病人应同时治疗。未治疗前应避免和别人接触，包括握手。病人穿过的衣服、被褥等必须消毒或在日光下曝晒。

479. 什么是性病？

答：性病是一类由性接触传播的疾病，对人民的健康和民族昌盛危害很大。就梅毒来说，可以使人残废甚至死亡，还可以传胎儿，引起流产、死产或出生有胎传梅毒的婴儿。

淋病如蔓延到输精管或输卵管，可致不育症；进入血液，可以引起脑膜炎、心内膜炎、心包炎、肺炎、关节炎等。

480. 常见的性传播疾病有哪些？其病原体及传播途径？

答：性病及其病原体和传播途径如下表：

性病	病原体	传播途径
一、梅毒	梅毒螺旋体	1. 直接接触：通过性关系、接吻、哺乳、唾液、精液、乳汁及输血液 2. 间接接触：如病人分泌物污染的衣裤、被褥、食具、牙刷、口琴、笛子、烟嘴、便桶及未严格消毒的器械等 3. 胎传：由患梅毒母亲在妊娠期内梅毒螺旋体通过胎盘及脐静脉传染胎儿，引起宫内感染，多发生在妊娠4个月以后
二、淋病（即淋菌性尿道炎）又称白浊	淋病双球菌	1. 性传播直接接触 2. 通过污染器械、带菌衣物、用具等间接传染 3. 本病不胎传，但淋病孕妇在分娩过程中通过产道可感染新生儿，引起新生儿淋菌性结膜炎 4. 由于性行为方式不同可引起肛门、直肠及咽部淋球菌感染 5. 淋菌感染不一定黏膜有破伤，可直接附着在黏膜上繁殖

性 病	病原体	传 播 途 径
三、软性下疳	杜克雷嗜血杆菌	1. 直接接触传染，性关系传染为主，并可自身接种、出现新的损害 2. 通过污染衣裤或物品为媒介而间接接触传染者较少见
四、腹股沟肉芽肿	肉芽肿（荚膜）鞘杆菌	1. 直接接触：性关系接触 2. 妊娠期血型播散机会较多 3. 分娩期宫颈病变可扩展至内生殖器
五、非淋菌性尿道炎	沙眼衣原体	性关系直接接触传染
六、性病性淋巴肉牙肿（又称腹股沟淋巴肉芽肿）	沙眼衣原体血清型 L_1、L_2、L_3	1. 通过性关系直接接触传染 2. 由于男性恋增多，以及性行为方式改变，因此肛门、直肠部位的病变增多，手指、唇或舌部病变也偶可发生

481. 什么叫艾滋病？其传播途径如何？

答： 艾滋病又叫获得性免疫缺损综合征。是性传播疾病中最新发现，又是最可怕的一种。它是由一种逆转录病毒——人类免疫缺损病毒（HIV）引起的疾病。临床特点为全身免疫系统遭到严重损害，最后百疾俱生，病人很难逃脱死亡。

艾滋病的传播途径为：

（1）性行为传播。同性或异性间的性行为几乎都有同样的传播作用。直肠、肛门破损后易感染、妇女用子宫帽、杀精膏避孕不能防止 HIV 的入侵；

（2）经注射、经血液传播；

（3）职业性与日常接触传播：医务人员，特别是牙科、外科及产科医护人员有可能被感染。大多数为针刺及外伤引起。日常生活的接触也有传播 HIV 的危险；

（4）母婴传播：患有艾滋病的母亲可以传给新生儿，小儿病人多系垂直传播。

十三、中 医 科 护 理

482. 中医学的基本特点是什么？

答： 中医学的基本特点，可概括为整体观念和辨证论治两个方面。

（1）**整体观念**　主要内容有：①人体是有机的整体；②人和自然界的关系。中医学认为，人体的各个部分是有机的联系在一起的。这种相互联系的关系，是以五脏为中心，通过经络的作用而实现的。它体现在脏腑与脏腑，脏腑与形体各组织器官之间的生理、病理各个方面。同时也认识到人类生活在自然界中，人体的生理功能和病理变化，必然受到自然界的影响，而人类有能动的改造自然的作用，使之维持人体的正常生命活力。

（2）**辨证论治**　辨证就是将四诊（望、闻、问、切）收集到的有关疾病的各种症状和体征加以综合分析、概括，以认识疾病的证候。"论治"就是根据辨证的结果，确立相应的治疗法则。辨证是决定治疗的前提和依据，论治是治疗疾病的手段和方法，也是对辨证是否正确的检验。辨证论治的过程实际上就是认识疾病和治疗疾病的过程。

483．指导中医临床护理的基本法则是什么？

答：是"辨证施护"。

484．"施护"的含义是什么？

答："施护"是根据辨证结果所采取的护理方法和手段。

485．辨证施护程序的含义是什么？

答：是按照中医护理的基本特点，对病人身心进行全面护理，以增进或恢复人的健康为目标所进行的一系列活动。包括估计病人的健康状况，确定护理原则，找出护理问题，制订护理计划，实施计划，以及对辨证施护的效果作出评价。

486．中医护理问题的概念是什么？

答：是在全面了解病人有关情况的基础上，以整体观念和辨证分析的方法，归纳出能通过护理手段和方法（护理措施）来解决或部分解决病人身心存在的和潜在的健康问题。

487．祖国医学的理论体系主要包括哪些内容？

答：阴阳五行学说；脏腑学说；经络学说；病因与病理、诊法、辨证治则、预防。上述内容是祖国医学理论体系的重要组成部分。

488．什么是阴阳？阴阳学说内容有哪几个方面？

答：阴阳代表着事物相互对立又相互联系的两个方面。阴阳学说的内容包括：

（1）阴阳相互对立：主要表现于它们之间既相互制约又相互斗争的两个方面。

（2）阴阳相互依存：就是说任何一方都不能脱离另一方

而单独存在。

(3) 阴阳相互消长：相互依存的阴阳双方不是处于静止不变的状态，而是处于互为消长的运动变化之中。

(4) 阴阳相互转变：事物的阴阳两个方面，当其发展到一定阶段各自向相反的方向转化，阴可以转化为阳，阳也可以转化为阴。

489. 阴阳学说在祖国医学中的应用包括哪几个方面？

答： 用来说明人体的组织结构，生理功能、疾病的发生和发展规律，用于诊断和治疗，它是贯穿在祖国医学理论体系的各个方面：

(1) 用以说明人体的组织结构；(2) 用以说明人体的生理功能；(3) 用以说明人体的病理变化；(4) 用以诊断疾病；(5) 用以指导治疗；(6) 概括药物的性味和功能。

490. 如何理解"阴胜则寒""阳胜则热"、"阳虚则寒""阴虚则热"？

答： 是指阴阳失去相对平衡，出现偏盛或偏衰的结果。疾病的变化就是正邪斗争的结果。人体的抗病机能是正气，致病因素是邪气，阳邪致病，可使阳盛而阴伤，出现热证。阴邪致病，则致阴盛而阳伤，出现寒证，阳气虚不能制阴，出现阳虚的虚寒证，阴虚不能制阳，出现阴虚阳亢的虚热证。疾病的病理变化复杂多变，均可以用"阴胜则寒""阳胜则热""阳虚则寒""阴虚则热"来概括。

491. 怎样理解"阳病治阴，阴病治阳"？

答： 如阳热盛而损及阴液者（阳胜则阴病），可损其有余之阳，用"热者寒之"的方法；若阴寒盛而损及阳气者（阴胜则阳病），可损其有余之阴，用"寒者热之"的方法。反之若因阴液不足，不能制阳而致阳亢者，或因阳气不足，不能制阴而造成阴盛者，则必须补其阴或阳的不足，也就是"阳病治阴，阴病治阳"。

492．怎样理解"阴胜则阳病""阳胜则阴病"？

答："阴胜""阳胜"系指致病因素而言。就是说阴邪侵犯人体就会伤及阳气而发生寒证。反之，阳邪致病就会损伤人体的阴精而出现热证。

493．什么是五行？五行的生克乘侮规律如何？

答：五行就是木、火、土、金、水五种物质的总称。中医学运用五行的生克乘侮规律来解释人的生理功能和病理变化。相生即资生助长之意。其规律是：木生火、火生土、土生金、金生水、水生木。相克即克制，制约之意。其规律是木克土、土克水、水克火、火克金、金克木。相乘即乘虚侵袭之意。其规律与克相同。相侮即恃强凌弱之意。其规律是：土侮木、水侮土、火侮水、金侮火、木侮金。

494．何谓五脏六腑？

答：心、肝、脾、肺、肾合称五脏。胆、胃、大肠、小肠、膀胱、三焦合称六腑。

495．心的主要生理功能是什么？

答：心主血脉，主神志，主汗液，其华在面，开窍于舌。

496．肝的主要生理功能是什么？

答：主疏泄；主藏血；主筋；其华在爪，开窍于目。

497．脾的主要生理功能是什么？

答：主运化；主统血；主肌肉四肢；开窍于口，其华在唇。

498．怎样理解脾为"生痰之源"，"肺为贮痰之器"？

答：肺主宣降，脾主运化，在生理上肺中所需津气，要靠脾运化的水谷精微来供给。另一方面，脾所化生的津气有赖于肺气的宣发肃降，才能输布全身，发挥其营养作用。如果脾失健运，水湿不行，聚而成痰，影响肺的宣降便可出现喘咳，痰多等症状。故有脾为生痰之源，肺为贮痰之器的说法。

499. 肺的主要生理功能是什么？

答：主气；司呼吸；主肃降；通调水道；主宣发；主皮毛；开窍于鼻。

500. 怎样理解"肝肾同源"，"心肾相交"，"木火刑金"？

答："肝肾同源"：肝藏血，肾藏精，两脏同处下焦，肝血有赖于肾精的滋养，肾精也不断得到肝血的充养，精与血是相互资生的，所以有"肝肾同源"的说法。

"心肾相交"在正常的情况下，肾水上奉制约心火使心火不亢，心火下降温煦肾水，使肾水不寒，这就叫心肾相交。

"木火刑金"是由于肝郁化火循经上行灼伤肺经出现的病理反应，可出现胁痛，易怒、咳逆、咳血等症状，这就叫"木火刑金"。

501. 为什么说"肺为水之上源"？

答：因为肺有主肃降、通调水道的功能。肺气的肃降，能够促使水液运行。并能不断的下输膀胱，所以有"肺主行水"和"肺为水之上源"的说法。

502. 肾的生理功能是什么？

答：主藏精，主人体的发育与生殖，主水液，主纳气，主骨，生髓，通于脑，下系二阴，其华在发，开窍于耳。

503. 心与肺的关系是什么？

答：心主血，肺主气，两脏同居上焦，而肺朝百脉，这就决定了心与肺在生理和病理上的密切关系。心血与肺气是相互依存的，血的运行有赖于肺气的推动，而气的输布也需要血的运载，所以前人说："气为血之帅，血为气之母"。在病理上，若肺气虚弱，气不统摄，则动血无力，循环淤阻，从而出现胸闷、气短、心悸等症。反之若心气不足，或心阳不振，血脉运行不畅，也影响肺的宣发功能，而出现咳嗽、喘息、气促、胸闷憋气等症。还有在某些外感温热病的发展变化过程中，也可以从肺卫阶段直入心营，即所谓"逆传心包"，也是肺心在病理上相互联系的一个例证。

504．心与脾的关系是什么？

答：心主血，脾生血，脾气足则血有生化之源，而心所主血自能充盈，血液运行于经脉之中，因赖心气之推动，以维持其正常的运行。所以心与脾的关系主要反映在血液的生成和运行这两个方面。在病理上心脾两脏亦常互为影响，如脾气虚弱，运行失职，血的生化之源不足，或脾不统血致心血亏耗，或思虑过度，耗伤心血，影响脾的健运，均可形成心悸、失眠、食少、肢倦、面色无华等为主要见症的"心脾两虚"证。

505．心与肾的关系是什么？

答：心属阳，位居于上，其性属火，肾属阴，位居于下，其性属水，故心火必须下降于肾，以资肾阳，温煦肾阳，使肾水不寒，肾水亦须上济于心，以资心阴，濡养心阳，使心阳不亢，在生理状态下有这种"水火既济"、"心肾相交"的关系。如心火不足，不能下资肾阳，以致肾水不化，就会上凌于心，而见心悸、心慌、水肿等"水气凌心"的证候，若肾水不足，不能上滋心阴，就会心阳独亢，而见心悸、心烦失眠、多梦的"心肾不交"证候。

506．心与肝的关系是什么？

答：心主血，肝藏血，血脉充盈，则心有所主，肝有所藏，以维持它们的正常生理功能，若心血不足则肝血也虚，肝血不足，心血亦常因之而损，所以血虚证常见心悸、失眠等心血不足病症与视物昏花，月经量少等肝血不足病症同时出现。肝主疏泄，心主神志，都与精神情志活动有关，因而在某些精神因素所致的病变中，心肝两脏也常相互影响，并在心肝两脏的血虚、阴虚病变中，心烦失眠与急躁易怒等精神症状常同时并见。

507．脾与肺的关系是什么？

答：脾主运化，为后天气血生化之源，肺气的生成，有赖于后天水谷精气的不断补充。因此，肺气的盛衰在很大程度上决定于脾气的强弱。另一方面，脾主运化水湿，而水液的代谢又与肺的宣发和肃降功能有关，肺脾二脏互相配合，共同完成水液代谢过程。因此，脾与肺在病理变化上，也必须相互影响。例如：脾失健运，水湿不能运化，聚而为痰饮，则可影响肺气的宣降，出现咳喘，所以有"脾为生痰之源，肺为贮痰之器"的说法，又如：肺气久虚，在一定的情况下，常用补脾的方法，脾气健运，肺气便逐渐得到恢复，这就是临床应用的补脾益肺法，同时，肺有病也可以影响脾脏。如肺气虚衰，宣降失职，因而引起水液代谢不利，湿邪停留困阻脾气，出现水肿、倦怠、腹胀、溏便等症状，这在临床上也是常见的。

508．肝与肺的关系是什么？

答：肺的经脉上行，贯膈而注于肺，肺气升发，肺气肃降，关系到人体气机升降运动。若肝气郁结，气郁化火，就可上灼肺阴，形成肝火灼肺的证候。临床上常见的咳逆、气急、咯血、胸胁胀痛，就属这一类。相反，肺失肃降，也可以引起肝的升发太过，在咳嗽的同时，见到胸胁引痛胀满，头晕头痛等症状。

509. 肾与肺的关系是什么？

答：肾与肺的关系，主要表现在水液和呼吸两个方面。肺主一身之气，水液只有经过肺气的宣降才能达到全身各个组织器官并下输膀胱，故又称"肺为水之上源"。而肾有气化升降水液的功能，肺肾合作，共同完成水液正常代谢。因此，水液代谢障碍的病变，肺肾二脏常相互影响，临床上的"水寒射肺"证就是由于肾阳失其温化功能，以致水液停蓄上迫肺脏，而出现的喘息不能平卧的证候。

在呼吸方面，肾有纳气的作用，肾中精气充盈，吸入之气经过肺的肃降，才能使之下纳于肾，若肾气不足，摄纳无权，气浮于上，就会出现喘息的病变，所以有"肺主呼吸，肾主纳气"之说。此外，肺阴不足，也常导致肾阴亏损；反之，肾阴亏损，阴虚火旺，也常能煎熬肺阴，如肺阴虚的结核病人，久病后导致肺肾两虚，而见腰疼膝软，男子遗精，女子经闭等症。

510. 肝与脾的关系是什么？

答：肝藏血而主疏泄，脾生血而司运化，脾胃的升降与肝气的疏泄关系密切，若肝的功能正常，疏泄调畅，则脾胃升降适度，血液生化有源，若情志郁结，肝不疏泄，影响脾胃升降失常，就可形成肝脾不和或肝胃不和的证候，临床常见生气以后，胸胁痞满，食欲不振，食后腹胀，嗳气不适等症，就是由于肝不疏泄，影响脾胃升降失常所致。肝病可影响脾，反之，脾病也可影响于肝。如脾气不足，消化吸收功能不健，血无生化之源，也可病及于肝，形成肝血不足。此外，脾气健运，水湿内停，日久蕴热，湿热郁蒸于中焦，也可使肝的疏泄不利，胆汁不能溢于肠道，逆入血中，形成黄疸。由此可见，肝病传脾，脾病及肝，肝脾两脏在病变上的相互影响传变，是随时可见。

511. 脾与肾的关系是什么？

答：脾为后天之本，肾为先天之本，肾藏精。需脾吸收水谷精气的滋养，相反，脾气的运化，又必须依靠肾阳的温煦，才能发挥其运化的作用。所以在生理上，先天和后天是相互滋生与相互促进的。在病理上主要表现有两方面：一是肾阳不足，不能温煦脾阳，以致脾阳不足；二是脾阳不足，不能运化水谷精气，进一步可引起肾阳不足。这就是临床上常见的脾肾阳虚证。

512. 肝与肾的关系是什么？

答：肝藏血，肾藏精，肝与肾的关系，主要表现在精和血的关系上，在生理方面，肝血必须依赖于肾精滋养，肝的功能正常；反之，只有肝血充盈，使血化为精，肾精才能充满；若肾精亏损，可导致肝血不足；肝血不足，也可以引起肾精亏损。由于肝肾两脏常是盛则同盛，衰则同衰，所以有"肝肾同源"说法。

513. 六腑的生理功能是什么？

答：(1) 胆　有贮藏与排泄胆汁，促进饮食消化的作用并主决断，与人的精神情志活动有关。胆与肝为表里关系。胆汁源于肝，肝失疏泄则影响胆汁的分泌与排泄，反之，胆汁排泄失常也会影响及肝。

(2) 胃　主受纳和腐熟水谷，与脾相为表里，胃为阳土，喜润恶燥，以降为顺；脾为阴土，喜燥恶湿，以升为常，升降有序，脾胃结合，才能使饮食的受纳；消化输布等正常进行。若脾胃失常，则可见脾不升消的腹胀溏便，胃气上逆的恶心呕吐等。

（3）小肠　主分别清浊，其接受胃中传来的水谷之后，进一步消化吸收，清者经脾传至周身，浊者移向二阴排出体外，小肠与心相表里，心经有火，可移于小肠，出现尿赤，尿热等。

（4）大肠　接受小肠下传的糟粕，吸收其中多余的水分，使之变化成大便排出体外。

大肠与肺相表里，肺热可移于大肠，出现大便秘结等症。

（5）膀胱　膀胱的主要生理功能为贮尿排尿，《李问·灵兰秘典论》中说："膀胱者，州都之官，津液藏焉，气化则能出矣"。这种气化作用，主要指肾的气化作用，也就是说膀胱的功能正常与否，很大程度上取决于肾。

（6）三焦　三焦有总司人体的气化作用，为水液代谢的通路。《李问·灵兰秘典论》说："三焦者，决渎之官，水道出焉"。上焦主宣发输布，水谷精微通过心肺作用输布全身，即所谓"上焦如雾"；中焦主腐熟水谷，吸收精华，化生气血，即所谓"中焦如沤"；下焦泌别清浊，排泄二便，即所谓"下焦如渎"。

514. 五脏六腑的关系是什么？

答： 五脏六腑主要是表里关系。脏为阴，腑为阳，阳为表，阴主里。心与小肠，肺与大肠，脾与胃，肝与胆，肾与膀胱，一脏一腑，一阴一阳，一里一表，它们所属经脉互相络属，相互配合，组成脏腑表里关系。

515. 什么是精？

答：精是构成人体的基本物质，也是人体各种机能活动的物质基础。概括起来有二，一是从来源上区别，分先天之精和后天之精；二是从功能上区别，分生殖之精和脏腑之精。

先天之精：禀受于父母，是构成人体的原始物质。也为生殖之精。

后天之精：来源于饮食水谷的化生。也为脏腑之精。但两者不是彼此孤立存在的，而是相互依存彼此促进的。

516. 何谓气？包括哪几种？其功能是什么？

答：气是构成人体和维持人体生命活动的基本物质。它在人体脏腑组织的存在，是通过脏腑组织的机能活动反映出来的。气有元气、宗气、营气和卫气。

元气　是先天之气和后天之气结合而成，是人体生命活动的原动力。又可以激发脏腑组织功能。

宗气　是水谷精微和吸入的天阳之气积于胸中而成的气。主要作用是司呼吸和贯心脉，人体的视听言动都与宗气有关。

营气　是水谷中的精微物质，营气运行于脉道之中，有化生血液营养周身的作用。

卫气　源于下焦，滋生于中焦，宣发于上焦，有养五脏六腑、皮肤、肌肉和抗拒外邪的作用。

总的来说，气的作用有温煦，固摄，气化，防御，推动等作用。

517. 中医所说的"血"是什么？它与气有什么关系？

答：血是脉管中的红色液体，是饮食物经过脾胃的运化等作用所化生（除此之外，营气化血，精亦可以化血），血在脉中运行循环不息以营养全身，维持人体正常生理功能，所谓肝受血而能视，足受血而能步，掌受血而能握，指受血而能撮，如果某种原因血流运行发生障碍，就要产生种种病症。

气与血的关系十分密切，通常气血并提，气与血一阴一阳互相依存，所谓"气为血之帅，血为气之母"就是说血的运行要借气来推动，气行则血行，气滞则血凝，具体地说：气能生血，气能行血，气能统血，血又为气母。

518. 何谓"津液"？

答：津液是指人体内正常水液的总称。包括唾液、胃液肠液等机体需要的分泌物。清而稀薄的叫津，浊而稠厚的叫液。津液的生成，是水谷经过脾胃的吸收运化，再经三焦的气化作用，分别变化而成，津液在经脉内为组成血液的成分，在经脉外，遍布于组织间隙之中。津和液通常是并提的。但两者的性质、分布部位均有不同之处。津是分布于肌肤之间，以温润肌肤。液是分布并濡养关节、脑髓、孔窍。从整体来看，津液可以相互影响，相互转化，津液除营养和润泽组织器官外，随着体内情况和外界气候的变化，还关系到体内阴阳相对的平衡，如炎暑汗多，则小便少；天寒汗少，则小便多。

津液与气血关系密切，有津血同源之称。临床上津液亏损则可引起血虚，大出血之后常又可出现津液不足的征象，所以又有"养血可以生津"，"保津即保血"的说法。这些都指出了津液和气血之间的密切关系。

519. 如何理解"血汗同源"？有何临床意义？

答：汗为津之余，津液又是血液的重要组成部分，同为中焦脾胃所化生，故有"血汗同源的说法"。在临床治疗上《灵枢·营卫生会篇》说"夺血者无汗，夺汗者无血"就是说，失血的病人就不要再用发汗的方法来治疗了，反之汗出过多的病人也就不宜再破血或用活血的方法治疗，这是因为"血汗同源"之故。

520. 什么叫"神"？

答：神，是人体生命活动的总称。也就是对精神意识、思维活动以及脏腑精、气、血，津液活动外在表现的高度概括。神有广义和狭义之分：广义的神，是指整个人体生命活动的外在表现，包括病理生理反映于体表的象征；狭义的神是指心所主的神志，即人体的思维意识活动。

521. 什么是经络？

答：经络，是经脉和络脉的总称。"经"，有路经的意思，是经络系统的主干，多循行于深部。"络"即是网络，是经脉的分支，有如网络一样联系周身，无处不至，其部位分布较浅。

522. 何谓"六气"，"六淫"？

答：风、寒、暑、湿、燥、火是四季气候中的六种表现。在正常的情况下称为"六气"。六气对自然界的万物生长和变化，起着促进作用，也是人类生存的条件。如果发生太过或不及，而当人体正气不足，抵抗力下降的时候，就能成为致病因素。这种能使人致病的反常气候叫"六淫"。

523. "六淫"致病的共同特点是什么？

答：(1) 六淫为病多与季节气候、居住环境有关。如春天多风病，夏天多暑病，长夏初秋或久居湿地多湿病，深秋多燥病，冬天多寒病等。

(2) 六淫邪气既可单独使人致病，又可两种以上同时侵犯人体而致病。如风寒感冒，湿热泄泻，风寒湿痹等。

(3) 六淫在发病过程中，不仅可以互相影响，而且也可以在一定条件下相互转化。如寒邪入里可以化热，暑湿日久可以化燥伤阴等。

（4）六淫为病，其发病途径多侵犯肌表，或从口鼻而入，或两者同时受邪，故称"外感病"。

524．风邪的性质及致病特点？

答：（1）风为百病之长。风邪是外感疾病的先导，可以兼挟其他邪气。如风寒、风湿、风热等。

（2）风邪善行而数变，善行是指风邪致病，病位不定，数变是指风邪致病，常有发病急骤变幻无常的特点。

（3）风为阳邪，其性开泄，风邪致病，具有向上向外的特点，是指易使腠理开泄的特点。

（4）风性主动。

525．寒邪的性质及致病的特点？

答：（1）寒为阴邪，易伤阳气。

（2）寒性凝滞，主痛。

（3）寒性收引。

526．暑邪的性质及致病特点？

答：（1）暑为阳邪，其性炎热。

（2）暑性升散，耗气伤津。

（3）暑多挟湿。

527．湿邪的性质及致病特点？

答：（1）湿性重浊。

（2）湿性黏滞。

（3）湿为阴邪，阻遏气机，损伤阳气。

528．燥邪的性质及致病特点？

答：（1）燥性干涩，易伤津液。

（2）燥邪易于伤肺。燥邪多从口鼻而入，最易伤肺。

529. 火邪的性质及致病特点?

答: (1) 火为热极，其性炎上。

(2) 烧灼津液。

(3) 生风动血。

530. 伤谓疫疠之气?

答: 疫疠之气有强烈的传染性，亦名疠气、戾气、异气、毒气、乖戾之气。《素问·遗篇·刺法论》中说："五疫之至，皆相染易，无问大小，病状相似，"即指出了这点。

疫疠之气，多从口鼻而入，发病急骤，病情较重，蔓延很快，正如《诸病源候论》中所说"人感乖戾之气而生病，则病气转相传易，乃至灭门。"

常见的疫疠病如：痄腮、疫痢、白喉、霍乱、瘟疫等。

531. 疫疠之气其致病有何特点?

答: 疫疠之气是指传染性很强的致病邪气。疫疠致病具有发病急骤，病情较重，症状相似，传染性强，易于流行等特点。

532. 何谓七情? 为什么能成为致病因素?

答: 七情即喜、怒、忧、思、悲、恐、惊七种情志变化，属精神致病因素。

七情变化与脏腑功能活动有密切关系，七情分属于五脏，以喜、怒、思、悲、恐为代表就叫"五志"。

在正常情况下，一般不会使人致病，遇有突然或强烈的长期持久的情志刺激，超过了人体本身的正常生理活动范围，使人体气机紊乱，脏腑阴阳气血失调而致病。七情是造成内伤病因素之一。故又称"内伤七情"。如暴怒伤肝使人头晕、胸闷、纳呆、胁痛、腹胀等。

533. 七情致病各作用于哪些相关的脏腑? 常见的情志

病证有哪些？

答：七情和内脏的关系是：喜伤心、怒伤肝、思伤脾、悲伤肺、恐伤肾。

（1）常见变化对心的影响：心主神志，心功能失常则神不守舍而失眠健忘，心烦怔忡、哭笑无常，癫狂神昏等。

（2）情志变化对肝的影响：肝主疏泄，伤及肝脏则失疏泄，出现抑郁烦躁，胸闷胁胀，太息梗噎等症，气血不畅可见少腹乳房胀痛或结块，月经不调等等。

（3）情志变化对脾的影响：脾主运化。害于脾则健运失职，食少腹胀，纳呆溏便，血虚闭经或见崩漏，胃气上逆则噫气呕恶，脘痞胀痛等。

534. 什么是痰饮？

答：痰和饮都是水液代谢障碍所形成的病理产物。痰饮一般以较稠浊的称为痰，清稀的称为饮。

535. 什么是淤血？

答：淤血是脂体内血液停滞，它包括离经之血积存体内或血运不畅，阻滞于经脉及脏腑内的血液，均称为瘀血。

536. 何谓病机？基本病理变化过程有哪些？

答：病机，就是各种致病因素作用机体所引起的阴阳偏盛偏衰和正邪相互斗争的变化机理。

基本病理变化过程包括：正邪斗争，阴阳失调，升降失常等几个方面。

正邪斗争，不仅关系着疾病的发生，而且也影响着疾病的发展与转归。如正气与邪气不断进行斗争，若正气充实，抵抗力强，邪气难于发展，则疾病的反映轻浅，病程短，使脏腑气血功能迅速得到恢复，机体阴阳得到平衡则疾病痊愈，若邪气强盛，正气虚弱，脏腑气血功能低下，则病势日趋恶化，若正气衰竭，邪气独盛，发展到"阴阳离决"的地步。则生命乃绝，此为邪盛正衰的病理表现。这就是"正虚邪实则病进，正胜邪衰则病退"的道理。

537．什么是四诊？

答：中医的诊断法包括：望、闻、问、切四种诊察方法，习惯上简称为"四诊"。

望　是医生用视觉观察病人的"神、色、形、态"作为初步估计疾病的轻重，性质以及推断预后的根据，对病情有一个初步印象。

闻　闻诊是用嗅觉来辨别病人发出的声音和排出物的各种气味，根据病人声音的高低、呼吸强弱、各种排出物如二便、痰浊等的异常气味对于分辨疾病的寒、热、虚、实有很重要的参考价值。

问　通过询问病史，了解疾病的全部过程及病人的主要痛苦，对分析病情作出正确诊断，做好中医护理具有十分重要的意义。

切　包括切脉和触按病变部位。

538．望诊主要包括哪几个方面？

答：望诊主要包括：（1）望全身情况；（2）望局部情况；（3）望舌；（4）望排出物；（5）望小儿指纹。

539．望全身包括哪几方面？

答：（1）望神　望神就是观察病人的精神好坏，意识是否清楚，动作是否矫健协调，反应是否灵敏。

（2）望色　色—主要是指面部的颜色和光泽。

（3）望形体　外形与五脏相应，一般地说，五脏强壮的外形也强壮，五脏衰弱的，外形也衰弱。

（4）望姿态　病人的动静姿态和体位与疾病有密切关

系。从总的方面来看，"阳主动，阴主静"，故喜动者属阳证，喜静者属阴证。

540. 望面部情况包括哪几个方面？

答：（1）头与发　头项无力抬起者多属病重。头发稀疏易落或干枯不荣，多为精血不足。

（2）目　目赤红肿，多属风热或肝火；白睛发黄，多为黄疸；目眦淡白，属气血不足；目眦溃烂，多属湿热。

（3）鼻　如鼻流清涕，属外感风寒，流浊涕，属外感风热，久流浊涕而有腥臭味的多是"鼻渊"。

（4）唇口　唇色淡白，多属血虚；唇色青紫，为寒凝淤血；唇深红而干，多属热症；唇色鲜红，多属阴虚火旺；唇色青黑，为冷积；口唇糜烂，属脾胃有热。口开不闭，多属虚证。

（5）牙齿　牙齿干燥，多属于高热津伤。

（6）咽喉　咽喉红肿疼痛，为肺胃有热，红肿化脓，溃烂如腐渣，为热毒已盛。

（7）皮肤　①肿胀：头面、四肢或全身皮肤浮肿的叫肿。只腹部鼓起而膨胀的叫胀，或叫膨胀。一般把水肿、腹胀满的症状统称为肿胀；②发黄：皮肤面目呈现黄色，是黄疸病，黄而明亮如橘子色属阳黄，黄而晦暗如烟熏属阴黄；③斑疹：点大成片，不高出皮肤，压之不退色为斑。形如粟米，高出皮肤，压之退色的为诊；④白痦：白痦是发在皮肤的小颗粒，状如水泡，晶莹如粟，多见于头颈及胸部，偶见于四肢。

541. 望舌主要观察哪几个部分？

答：主要是观察舌质和舌苔两个部分。舌质是舌的肌肉脉络组织，又称舌体。舌苔是舌面上附着的苔状物。

542. 何谓有神、无神，表示病情如何？

答：有神是指患者精神较好，意识清楚，思维敏捷，反映灵活，回答问题准确，迅速。面部表情自然，双目明亮灵活，语言清晰等，表示正气未伤，脏腑功能未衰，有病也较轻，愈后良好。

无神：无神是指患者精神萎靡，意识朦胧，思维紊乱，反应迟钝，表情淡漠，目光暗淡等。更重者可出现神志昏迷，循衣摸床，撮空理线或突然昏倒，目闭口开，大小便失禁等。这说明疾病已发展到严重阶段，正气衰败，五脏垂危，精气将夺，愈后不良。

543. 正常人面色及异常面色主病如何？

答：我国人正常面色为微黄，红润而有光泽。异常面色有五种：白、黄、赤、青、黑。五种病色与五脏疾病相应。所以在临床上可以从病人面部色泽的变化来测知病变脏腑，病的性质以及愈后如何。五色主病：

白色　主虚证、寒证、主失血；

黄色　主虚证、湿证；

赤色　主热证或戴阳证；

青色　主寒证、主痛证、主瘀血、主惊风；

黑色　主肾虚、主水饮、主瘀血。

544. 怎样望舌象？舌苔是怎样形成的？

答：望舌时让病人面向光亮处，自然地将舌伸出口外，要充分暴露舌体，舌尖稍向下弯，舌面向两侧展平舒张，不要卷缩，也不要用力向外伸。望舌时需要充足的自然光线，并力求迅速敏捷，必要时可重复观察。望舌还应注意辨别"染苔"和其他假象。某些食物和药物，可将舌苔染上颜色，形成染苔，如乌梅、橄榄等可将舌苔染黑，黄连、中药煎剂、核黄素等可将舌苔染黄……因此，一般情况下望舌苔不宜在病人进食和漱口以后立即进行望舌。

舌苔是胃气上蒸而生。正常舌苔仅有一层薄白苔，干湿适中，不滑不燥，是胃气正常的表现。病苔的产生是胃气挟邪气上蒸而成。所以望舌苔的变化可以推断疾病的性质，有助于对疾病的诊断。

545．10种临床常见舌象及主病?

答：舌质淡白，舌苔薄白，主阳虚、气血虚；舌质淡白，舌苔黄腻，主脾胃虚弱、湿热停聚；舌质淡红，舌苔白腻，主痰饮、湿浊、食滞；舌质淡，舌苔黄腻，主里有湿热、痰浊；舌质红，苔薄黄，主气分热盛；舌质红，苔黄腻，主气分湿热；舌质红，无苔，主气阴两虚；舌质绛、苔黑干，主热极伤阴；舌质青紫，苔黄燥，主阴血枯燥，虚火内燔；舌质青紫，苔滑润，主内寒极重，气血凝滞。

546．舌诊有何临床意义?

答：祖国医学的舌诊具有悠久的历史，为历代医家所重视。它是中医诊断方法的重要内容之一。有的医家认为舌是外露的内脏。因此舌通过经络系统直接和脏腑相联，另外舌苔由胃气所生，胃为水谷之海，六腑之大源，是人体化生营养成分的主要来源。因此，舌象的变化能反映疾病的轻重和进展，内在脏腑的病变，气血的盛衰，都可以在舌上表现出来，所以在各种临床上都结合望舌来辨别疾病的寒热、虚实、表里，推断疾病的轻重深浅，顺逆变化，津液盈亏、胃气盛衰等。说明舌象对反应病情变化，具有非常重要的意义。

547．望排泄物包括哪些内容?

答：望排泄物包括痰涎、呕吐物、大小便等。观察排出物的色、形、质变化有助于了解内脏病变。排出物清白稀薄者，多为寒证，黄浊稠黏者，多属热证。

痰涎：稠而浊的为痰，稀而清的为饮。

呕吐物：吐物清澈无臭味，喜热饮的为寒呕，吐物稠浊有食酸臭味，喜冷饮的属热呕。

大便：大便色黄如糜状而恶臭的，是肠中有热。泻下如水，清谷不化或下如鸭溏清澈透明的属寒。

小便：清长而量多属寒证。短少黄赤属热证。

548. 什么是小儿指纹"三关"？

答：风、气、命为小儿指纹三类，即食指靠掌侧第一节部位为风关，第二节为气关，第三节为命关。望小儿指纹适用于三岁以下婴幼儿。望指纹，主要是观察其色泽与形态的变化，根据三关络脉的纹路和颜色，可以作为诊断的依据之一。

549. 问诊中的十问是什么？

答：一问寒热　询问时应注意恶寒，发热的有无，时间长短，发作特点和寒热的关系。

二问汗出　注意有汗无汗，出汗时间，出汗部位，汗量和特点。

三问头身　问头痛性质及全身关节的疼痛或不适的部位，性质和持续时间。

四问饮食与口味　应注意是否口渴，饮水多少，喜冷喜热，食欲食量，以及口中的异常味觉和气味等。

五问睡眠　睡眠的多少，睡眠情况及伴有症状。

六问胸腹　询问胸闷，咳嗽，发热的情况及腹痛轻重及伴随症状以辨别其性质。

七问二便　大便次数、时间、粪便性状及伴有症状。小便的色、量、次数和排尿时异常感觉。

八问耳聋耳鸣　　询问耳聋耳鸣发病时间、轻重、原因、性质等情况。

九问经、带、产　　妇女的月经、白带、妊娠、产育等情况。

十问小儿　　可向家长询问患儿是否出过麻疹、牛痘、学语学行的迟早，断乳时间等。

附《十问歌》

　　　　一问寒热二问汗，三问头身四问便，

　　　　五问饮食六问胸，七聋八渴俱当辨，

　　　　九问旧病十问因，再兼服药参机变，

　　　　妇女尤必问经期，迟速闭崩皆可见，

　　　　再添片语告儿科，天花麻疹全占验。

550. 问寒热的临床意义?

答：询问寒热时应注意有无恶寒、发热、时间的长短、发作特点和寒热的关系。弄清这些问题，对诊断疾病的虚实、寒热在表在里有十分重要意义。

(1) 恶寒发热　　疾病初起即有恶寒发热，多见外感表证。

(2) 但寒不热　　病人惟感畏寒而不发热，多见虚寒证。

(3) 但热不寒　　病人发热不恶寒但恶热。

①壮热　　高热不退，不恶寒仅恶热，伴多汗烦躁，多见风寒入里化热，或里实热证。

②潮热　　发热有一定规律，如阴虚，潮热，骨蒸潮热，湿温潮热，阳明潮热等。

③长期低热　　热度仅较正常体温稍高，多见阴虚或气虚发热。

（4）往来寒热　指恶寒与发热交替出现，多属半表半里少阳症。

551. 问汗在临床上的意义？

答：询问汗出时应注意有汗无汗，出汗时间，出汗部位，汗量的多少及其汗出特点。

（1）有汗、无汗：

新病有汗并见恶寒发热，属表虚证；

新病大热汗出属里热证；

新病发热恶寒而无汗属表实证。

（2）出汗时间：

日间经常出汗，活动后更甚，出汗后发凉，称为自汗，属气虚，阳虚证；

入睡后出汗，醒来汗止，称为盗汗，多属阴虚证或气阴两虚证。

（3）出汗的部位，汗量多少及特点：

头面汗出　热不得外泄：郁蒸于上的湿热证；

半身汗出　大汗淋漓不止，并见身凉肢冷，属阳气欲绝的"亡阳证"；汗出多黏腻，四肢温，肌肤热，口渴目陷，为亡阴之危证；

战汗　先见战栗，继而汗出，是病势顺逆的转折点，应密切观察。

552. 问二便有何临床意义？

答：询问大便时应注意排便的次数，时间，粪便性状及伴有症状。

便秘　便次减少，排便困难，量少，干燥坚硬为便秘；若新病便秘，腹满腹痛，多属实证，热证；若久病，老人，孕妇产后便秘多属津亏血少或气阴两虚。

溏泄　便次频繁，粪便稀软不成形为溏泄，如便溏糜烂腐臭，属里热积滞；

稀薄少臭气，属脾胃虚寒；

泄泻如水，小便不利属水湿下注；

黎明前腹泻属脾肾阳虚；

大便初头硬后溏，多属脾胃虚弱，中气不足；大便脓血，里急后重，称为痢疾，多属大肠湿热。

询问小便时应注意小便的色、量、次数和排尿的异常：

小便短赤而热，多属实热证；

小便清长而量多，多属虚寒证；

排尿次数异常增多为尿频，排尿急剧不能控制为尿急；排尿时尿道感觉疼痛为尿痛；

若新病尿频、尿急、尿痛，小便红赤多属膀胱湿热；若久病老人尿频、尿急，多属肾气不固，膀胱失约；不自主的排尿或不能控制的尿失禁，或睡中不自主的遗尿均属肾气不固。

553. 问饮食有何临床意义？

答：了解饮食改变的情况，对判断人们津液的盛衰和输布状况，以及分析辨别脾胃的功能状况和寒热虚实等，均有重要的临床意义。应注意是否口渴，饮水多少，喜冷喜热，食欲食量等。

（1）口渴与饮水　口渴多饮，且喜冷饮，属实热证；口渴不多饮，且喜热饮多属湿证或虚寒证，口不渴不欲饮水多属寒证。

（2）食欲与进食　新病食欲减退多为伤食停积，或外感夹湿，脾胃气滞；久病多属脾胃虚弱或肾阳不足，蒸化无权，食欲亢进，善饥多食，属胃火亢盛；饥而不食多属胃阴不足。

（3）口中异味　口苦多属肝胆热盛；口酸腐多属胃肠积滞；口臭多属胃火炽盛；口淡属胃有湿浊。

554．问月经带下有何临床意义？

答：经、带、胎、产是妇女的生理特点，出现异常可以引起其他疾病，而其他疾病也可以造成经、带、胎、产的病变。因此，对妇女的问诊尤其应注意月经和带下的情况。

问月经：要注意询问月经的周期，行经天数，数量，经色，经质及其兼证。如有无暗经、倒经、痛经、闭经、或经期错乱。如月经先期，色红量多，属血热；色淡量少属气血不足，月经后期，色暗块多，伴腹痛属寒证，色淡量少属血虚。

问带下：注意白带的量、色、气味等。如色白量多，清稀如涕，属脾虚湿注；色黄黏稠臭秽，多湿热下注；色赤淋漓不断微有臭味，多属肝经郁热；色暗晦，稀薄而多，腰腹酸冷多为肾虚。

555．何谓脉诊？切脉分几部？怎样浮取、中取、沉取？

答：脉诊是医务人员用手指按寸口（"寸口"是指挠动脉的腕后搏动部分）而得动脉应指的形象，来辨别病证的部位和性质及正邪盛衰的一种诊断方法，称为脉诊。

切脉分三部：寸、关、尺三部。

正对掌后高骨（挠骨茎突）的部位为"关"，关前为寸部，关后为尺部。

切脉时常用三种不同的指力以体察脉象。手指轻放，触及脉外皮肤，称为浮取（又名举）；稍重的按脉称为中取

（又名寻）；重按诊脉为沉取（又名按）。

556．正常脉象的基本形象是什么？

答：正常脉象亦称"常脉"或"平脉"。三部有脉，不浮不沉，不快不慢，成人一息四至，和缓有力，节力均匀，一分钟搏动 60～90 次，称为常脉。

557．浮脉脉象及主病？

答：浮脉　脉搏比较浅表，轻取即得，举之泛泛有余，按之稍减而不空。

主病　多主表证，浮而有力为表实，浮而无力为表虚，多见于感冒及急性感染病初起。

558．沉脉脉象及主病？

答：沉脉　脉搏显现部位深沉，轻取不应，重按筋骨才能感到脉搏跳动。

主病　多主里证，沉而有力为里实，沉而无力为里虚，多见于慢性病及内伤病。

559．迟脉脉象及主病？

答：迟脉　脉搏跳动缓慢，一息不足四至，一分钟不足60 次。

主病　多主寒证，迟而有力为冷积，迟而无力多属阳虚内寒。

560．数脉脉象及主病？

答：数脉　脉次数多，一息六至，每分钟超过90 次。

主病　多主热证，数而有力为实热，数而无力为虚热。

561．弦脉脉象及主病？

答：弦脉　脉搏弛张度大，硬而有力，如按琴弦。

主病　多主肝胆病，痛证、痰饮。

562．滑脉脉象及主病？

答：滑脉　脉往来流利，应指圆滑。

主病　滑脉为热邪亢盛，气实血涌，脉往来流利圆滑，故主痰饮，气逆呕吐或实热证，另妇女无病体质健壮而有孕者可见滑脉。

563．结脉脉象及主病？

答：结脉　脉来缓慢，时而一止，止无定数。

主病　多主阴盛气血凝滞，寒痰积聚或症瘕等证。

564．代脉脉象及主病？

答：代脉　脉来动而中止，良久方来，止有定数。

主病　多主脏气衰微之证。

565．"证"的概念是什么？

答："证"是证候的简称，是疾病发展阶段中的病因、病机、病位、病性、邪正消长变化的病理概括，也是对于相适应的疾病本身所反映的各种症状的概括。

566．何谓辨证？辨证论治的关系是什么？

答：辨证就是辨别证候，根据望、闻、问、切所收集的症状、体征加以综合分析，归纳而作出诊断的过程。辨证是中医认识疾病的方法。辨证论治是中医学的基本特点之一，辨证是治疗的前提和依据。而治疗效果又是检验辨证正确与否的标准，只有正确的辨证和采取恰当的治疗，才能取得预期的效果。

567．何谓表征？常见的证候表现是什么？

答：表证：起病急，病程短，病位在肌表，病势较浅，六淫之邪从皮毛侵入人体肌表、经络而发生的病证为表证。

主证是恶风寒，发热，头痛，有汗或无汗，舌苔薄白，脉浮为主。

568. 何谓里证? 常见的证候表现是什么?

答: 里证病位在脏腑，病势较深，因外感或内伤等因素引起脏腑功能失调所产生的证候，属里证。

里证包括证候范围极广，大致分为寒、热、虚、实四种临床表现。

(1) 里热证　表邪不解，内传入里，侵犯脏腑而成。如外感表邪不解病情发展，出现高热、口渴、喜冷饮、烦躁、谵语、大便秘结、小便短赤以及舌红苔黄，脉滑数等。

(2) 里寒证　外邪直接侵入脏腑而发病。常见证候如畏寒喜温，四肢发凉，口不渴喜热饮，睾丸抽痛，尿清溏便，舌淡苔白，脉沉迟。

(3) 里虚证　情志内伤，饮食劳倦等因素，直接影响脏腑气血，使脏腑功能失调，而出现各种证候，如疲倦懒言，气弱声低，腰背酸软，食少腹胀，二便失禁，舌淡苔白，脉沉弱。

(4) 里实证　邪闭经络或内结脏腑或气滞血淤，或痰水虫积等邪属实证范围，其临床表现各有不同特点，一般常见的证候是，呼吸气粗，精神烦躁，胸胁脘腹胀满，疼痛拒按，大便秘结，或热痢下重，小便不通或淋沥涩痛，舌苔黄躁或厚腻，脉实有力等。

569. 何谓半表半里证? 常见证候表现是什么?

答: 半表半里证　外邪离表，尚未入里，邪正相柔于表里之间，称半表半里证。

证候表现为寒热往来，胸胁苦满，心烦喜呕，不欲饮食，口苦咽干，目眩，脉弦等。

570.表证与里证的鉴别要点是什么?

答:一般以发热恶寒并见的属表证,但发热不恶寒或恶寒不发热的多属里证,舌苔薄白属表证,舌苔见其他异常表现多属里证,脉浮属表证,脉沉属里证。

571.何谓寒证、热证?其鉴别要点是什么?

答:寒证 凡是感受寒邪或由机体阳气不足,机能活动衰减所表现的证候。

热证 是感受热邪或机体阳盛阴虚,机能活动亢盛所产生的证候。

鉴别要点 从临床表现、舌象、脉象等方面加以鉴别,见下表:

热　　证	寒　　证
面色赤	面色白
恶热喜冷	恶寒喜热
口渴喜冷饮	口淡不渴
手足烦热	手足厥冷
小便短赤,大便燥结	小便清长,大便溏薄
舌红苔黄	舌淡苔白
脉滑数	脉沉迟

572.何谓虚证、实证?其鉴别要点是什么?

答:虚证 指正气衰弱的病证。由外感或内伤老年体弱,大病久病,病中失治,误治等各种因素引起机体气血阴阳耗损,或先天不足而产生的证候为虚证。

实证 指邪气强盛的病证。邪气过盛,正气未衰,抗邪有力,邪正斗争激烈所表现的证候为实证。

鉴别要点见下页表。

虚　　证	实　　证
病程长	病程较短
精神萎靡不振	精神尚佳或兴奋烦躁
声低气短息微	声高气壮息粗
痛处喜按	痛处拒按，症状较明显剧烈
舌质淡，胖嫩，少苔或无苔	舌质苍老，舌苔厚腻
脉细无力	脉实有力

573. 何谓脏腑辨证?

答：脏腑辨证，是在脏腑生理功能和病理变化的基础上，运用四诊、八纲，对错综复杂的疾病证候进行分析、归纳，借以推究病机，判断病变发生的病因、部位、性质、正邪盛衰状况的一种辨证方法。

574. 心气虚、心阳虚的临床表现及治则是什么?

答：心气虚、心阳虚的共同临床表现为心悸，气短，自汗，活动和劳累后加重，脉细弱或结代。

心气虚除以上共同症状外，兼见面色苍白，精神疲惫，舌淡苔白。心阳虚兼见畏寒，肢冷不渴，面色滞暗，胸憋闷或作痛，舌淡或紫暗而胖嫩。

心阳虚脱兼见大汗淋漓，四肢厥冷，口唇青紫，呼吸微弱，神志昏沉，脉微欲绝。

治则：心气虚宜补益心气，可用养心汤加减。

心阳虚宜温通心阳，可用桂枝甘草汤加味。

心阳虚脱宜回阳救逆，可用四逆汤加味。

575. 心血虚、心阴虚的临床表现及治则是什么?

答：心血虚、心阴虚的临床共同表现为心悸，健忘，失眠，多梦。

心血虚除以上共同症状外兼见眩晕，面色不华，唇舌色淡，脉细弱。心阴虚兼见低热，盗汗，五心烦热，咽干口燥，舌红少津，脉细数。

治则：心血虚宜养心血，安心神，可用四物汤加味，心阴虚宜滋养心阴，安神定志，可用补心丹加减。

576. 心火亢盛的主要脉证是什么？

答：心火亢盛主要脉证是心中烦热，夜不安寐，口舌生疮，面赤口渴，舌尖红苔黄，脉数甚则狂躁乱语，或吐血，衄血。

577. 痰迷心窍的主要脉证是什么？

答：痰迷心窍的主要脉证是神志痴呆、精神抑郁或神志昏蒙，举止失常、喃喃自语，或昏倒于地，不省人事，喉中痰鸣或呕吐痰涎，舌苔白腻，脉缓而滑。

578. 痰火扰心的主要脉证是什么？

答：痰火扰心的主要脉证是心烦口渴，失眠多梦，重者胡言乱语，哭笑无常，狂躁妄动，打人骂人，舌红苔黄腻，脉滑数。

579. 心血淤阻的主要脉证是什么？

答：心血淤阻的主要脉证是心悸，心胸憋闷或刺痛引肩背内臂，时作时止，重者暴发剧痛，面、唇、指甲皆青紫，四肢厥冷，甚则神昏，舌暗红或舌边有淤点，淤斑，脉细涩或结代，重者脉微欲绝。

580. 肺气虚的病因是什么？及其主要脉证？

答：肺气虚，即肺的功能减弱，多因久咳久喘，耗伤肺气，或因其他脏腑病变，其中最常见的是脾气虚衰，不能运化水谷精微上荣于肺，以致肺的主气功能减弱。其他，如心气虚、肾气虚也可导致肺气虚。其主要脉症是气短喘促，体倦懒言，声音低微，或咳嗽无力，痰多清稀，有汗怕冷，易于感冒，舌质淡，脉虚弱。

581. 肺阴虚的病因是什么？及其主要脉证？

答：肺阴虚多因久病劳损，久咳耗伤肺阴，或邪热久恋于肺，耗伤肺津，或因发汗太过而伤肺阴所致。其主要脉证是口干舌燥，干咳无痰，或痰少而稠，或咳痰带血，声音嘶哑，形体消瘦，甚则午后潮热，盗汗，颧红，舌红少津，脉细数。

582. 肝血不足的病因及脉证有哪些？

答：肝血不足，多因生血不足或失血过多，或久病耗伤肝血所致。其脉证有：面色无华，周身倦怠，忧郁胆怯，眩晕，肢麻，震颤，筋脉拘急，爪甲不华，失眠，目涩，视物模糊或雀盲，月经少或经闭，舌淡，脉沉细。

583. 肝气郁结，肝火上炎，肝阳上亢在临床上如何鉴别？

答：肝气郁结，多因情志郁结，郁怒伤肝，肝失疏泄所引起。临床常见精神抑郁，胸胁胀闷不舒，善太息，或胸胁痛，月经不调，痛经，或经前乳房胀痛，舌苔薄白，脉弦。

肝火上炎，多因肝郁化火，气火上逆所致。临床常见头痛眩晕，耳鸣耳聋，烦躁易怒，面红目赤，口苦，尿黄，甚则咳血，吐血，衄血，舌质红，苔黄，脉弦数。

肝阳上亢，多因肝肾阴虚不能制阳致使肝阳上亢。临床常见头痛头胀，眩晕，耳鸣耳聋，目胀干涩，颧红，失眠健忘，肢麻震颤，手足心热。舌红少津，脉弦细数。

584. 肝风内动有几种类型？其临床表现是什么？

答：肝风内动有三种类型：（1）肝阳化风，临床表现是：眩晕，头部抽引作痛，肢麻震颤，舌红脉弦，如发展中风，轻者突然口眼歪斜，舌强，语言不利，半身不遂，重者突然昏厥，不省人事，抽搐等。

（2）热极生风：临床表现高热抽搐颈强，两目上翻，角弓反张，神志昏迷，舌红，苔黄，脉弦数。

（3）血虚生风：临床表现眩晕，视物模糊，肢体麻木，或筋脉拘急，肌肉眴动，爪甲不荣，妇女经量少或经闭，舌淡，脉细。

585. 肾阳虚主要临床表现及治则？

答： 肾阳虚是因：（1）水液代谢机能减退；（2）生殖机能减退；（3）脾失温煦所致。

有四种临床表现：

（1）肾阳虚衰主要临床表现是精神不振，形寒肢冷，腰膝酸懒或阳萎，舌淡苔薄，脉沉迟或两尺脉无力。治则为温补肾阳，可用肾气丸加减。

（2）肾气不固主要临床表现是滑精早泄，尿后余沥，小便频数而清，甚则不禁，腰脊酸软无力，面色淡白，听力减退，舌淡苔白，脉沉细，治则当摄纳肾气，可用金锁固精丸加减。

（3）肾不纳气主要临床表现是喘促日久不息，呼多吸少，动则喘甚，形衰神疲，汗出肢冷，畏风恶寒，舌淡脉沉细。治则为补肾纳气，可用人参胡桃汤或人参蛤蚧散加减。

（4）肾虚水泛主要临床表现是周身浮肿，下肢尤甚，腰酸痛，腹胀满，尿少，或兼见心悸，呼吸气促，喘咳痰鸣，舌淡胖嫩有齿痕，苔白滑，脉沉细。治则为温阳行水，可用真武汤加减。

586. 肾阴虚的主要临床表现及治则？

答： 肾阴虚是因肾阳失制相火亢盛以致阴虚内热，阴虚火旺，主要临床表现是头晕目眩，耳鸣耳聋，发脱齿摇，健忘少寐，腰膝酸软，形体消瘦，咽干舌燥，五心烦热，或午后潮热，盗汗颧红，遗精或少精不育，妇女经少或经闭不孕，舌红，脉细数。治则为滋补肾阴，可用六味地黄丸或河车大造丸加减。

587. 心肾不交的病理表现及其治则？

答： 心肾不交的病理特点为心肾阴虚，心属火位居于上。在正常情况下，阴阳平衡，水火既济，谓之"心肾相交"。若肾水不足，不能上济于心，致使心火独亢，心肾阴阳、水火之间失去协调既济关系，即为"心肾不交"。其表现心悸，健忘，虚烦，失眠，头晕耳鸣，腰膝酸软，多梦遗精，潮热盗汗，小便短赤，舌红少津，脉细数。治则为交通心肾，可用交泰丸、黄连阿胶汤，或知柏地黄丸加减。

588. 心脾两虚的病理和证治？

答： 心主血，藏神，脾生血，统血，心与脾在生理上的密切联系，决定了在病理上也互相影响，脾虚，生血不足，统摄无权，可致心血亏损，思虑过度，耗伤心血，也会影响脾的运化与统血功能，心脾两虚之证主要表现为血不养心，脾失运化，统血无权的病变。主证：心悸，健忘，失眠多梦，饮食减少，腹胀溏便，倦怠无力，面色萎黄，或肌衄，便血，崩漏；舌质淡，苔白，脉细弱。

治法：健脾益气，补血养心，可用归脾汤加减。

589. 肝脾不调的临床表现？

答： 肝脾不调：肝主疏泄，脾主运化，肝与脾相互协调则疏泄通畅，运化健旺。若肝郁气滞，可影响脾的健运，若脾失健运，也影响肝的疏泄。主要临床表现是：胁肋胀满疼痛，精神抑郁，或情绪急躁，食欲不振，疲乏无力，腹胀便溏，或大便不调，肠鸣矢气，舌苔白，脉弦。

590．肝胃不和的临床表现？

答：肝胃不和：脾主升降，胃主和降，脾胃的升降，有赖于脾气的正常疏泄。若肝失疏泄，影响胃的功能，可使胃失和降，而形成肝胃不和，主要临床表现是：胸胁、胃脘胀满疼痛，呕逆嗳气，反酸嘈杂，恶心欲吐，烦躁易怒，舌苔薄黄，脉弦。

591．什么是六经辨证？

答：六经辨证是外感热病在发病及其变化过程中的六个不同证型。是后汉张仲景在《素问·热论》六经分证的基础上，结合伤寒病的病变特点，以六经为纲，划分为太阳病，阳明病，少阳病，太阴病，少阴病，厥阴病六类病证，来进行辨证论治。

592．什么是卫气营血辨证？

答：卫气营血辨证是外感温热病的辨证纲领，也是外感温热病的证候分类方法，又是温热病发展过程中浅、深、轻、重不同的四个阶段，是在六经辨证的基础上发展起来的弥补了六经辨证的不足，一般说来其变化发展是由表入里，由浅入深地按卫→气→营→血的顺序转变的。

593．何谓治病八法？

答：汗、吐、下、和、温、清、补、消法称之八种方法。

肝法　是运用发汗的方药，使病人出汗而逐邪外出的一种治法。

吐法　引导病邪或有害物质，使以口涌吐的方法。

下法　攻体内积滞、通泻大便的方法，具有排除蓄积，推陈致新的作用（泄下的方法）。

和法　和解的方法。

温法　祛除寒邪和补益元阳的方法（治则的方法）。

清法　治疗热证，有清热保津，除烦解渴作用。

消法　指消散，消导和破削的意义，具有渐消缓散，破坚消积作用。

补法　是补益人体阴阳气血之不足或脏腑虚损，以增强机体功能。

594. 怎样理解扶正祛邪的含义？

答：中医学对疾病的发生和发展看作是"正"与"邪"斗争的过程，正气不足，外邪才能成为致病的因素；正气充沛，则人体有防御外邪的作用。通过治疗改变正邪双方力量的对比，扶助正气，祛除邪气，使疾病向痊愈方面转化，此现象为扶正祛邪。